健康図解

最新版

今すぐできる！

腎機能 守る！効く！ 40のルール

筑波大学医学医療系腎臓内科学教授
山縣邦弘 監修

Gakken

はじめに

腎機能の低下を指摘されたら できるだけ早く対策を！

腎臓は「おしっこ」をつくる以外にも、体調を維持するためたくさんの仕事をしています。高血圧や心臓病、脳卒中の発症とも大きく関係していることがわかってきました。腎臓は体内の老廃物を血液からろ過して、尿として体外に排出します。また、体内の水分量を調節したり、血圧をコントロールするためのホルモンを分泌するなど、生命を維持していくために決して欠かせない臓器なのです。

腎機能の低下などが慢性的に続く病気を慢性腎臓病（ＣＫＤ）といい、その患者数は、１３００万人を超えることが明らかになっています。この慢性腎臓病で怖いのは、初期にはまったくといっていいほど自覚症状がなく、そのため病気を軽く考えて、健診で異常を指摘されても病院にかからなかったり、治療を始めても途中でやめてしまう人が後を断ちません。むくみや貧血といった自覚症状が出る頃には、腎臓の機能はかなり低下しており、心血管病や末期腎不全のリスクも一段と高くなります。いったん低下した腎機能は元には戻りません。できるだけ早い段階から、現在の腎機能を維持するよう努めることが必要なのです。

本書では、腎機能を守るために大切な方法、正しい診療の受け方から、食事、運動、生活の工夫など、腎機能を守るために簡単に実践できる特効ルールを、イラストや図解によりわかりやすく紹介しています。本書がみなさまの治療の一助となれば幸いです。

筑波大学医学医療系腎臓内科学教授
山縣邦弘

もくじ

腎機能は慢性的に低下すると元には戻らない！／腎機能を守るために、まず行いたい6つのこと……巻頭口絵
はじめに……2

PART 1 腎機能の気になる！ 疑問Q&A

Q 「腎臓がよくない」というのはどんな状態ですか？……8
Q 尿検査でどうして腎臓のことがわかるのですか？……9
Q たんぱく尿の検査で「陽性」！ 今すぐ治療が必要ですか？……10
Q 血液検査で「血清クレアチニン値」が高い結果に。この数値の問題は何ですか？……11
Q 腎機能が低下する原因にはどんなものがありますか？……12
Q 「慢性腎臓病」と診断されました。どんな病気ですか？……13
Q 太っていると、慢性腎臓病になりやすいのですか？……14
Q 健康でも、年をとると腎臓病になりやすくなるって本当ですか？……15
Q 腎臓の超音波検査をするといわれました。何を調べるのですか？……16
Q 腎臓病になると、どんな症状が現れるのですか？……17
Q 血糖値が高い人は、腎機能も下がるのですか？……18
Q 「糖尿病性腎臓病」と診断されました。どんな病気ですか？……19
Q 血圧が高いと腎臓にも悪影響が出るのですか？……20
Q 腎臓病が悪化すると血管がボロボロになるのですか？……21
Q 尿酸値も腎臓の機能と関係があるのですか？……22

Q 腎臓病の治療では何に気をつければよいですか？……23
Q 薬の力で腎臓病を治すことはできるのですか？……24
Q 透析療法や腎移植とはどんな治療法ですか？……25
Q 腎臓病は、子どもに遺伝しますか？……26

PART 2 腎機能に効く！ 特効ルール40

●食事の特効ルール●

食事の改善は早く始めるほど効果的……28
チェックテストで自分の改善点をつかむ……30
炭水化物や油ものへの偏りをなくす……32
正しい体重に近づけて腎機能を安定させる……34
肥満を改善して腎機能低下を防ぐ……36
バラ肉よりもも肉のほうが腎臓にやさしい……38
野菜を食べて腎臓の血管を守る……40
食物繊維で肥満を改善、腎臓の負担を軽減……42
魚の「よい脂」で腎機能への悪影響を抑える……44
豆腐や納豆はコレステロール値も下げられる……46
腎臓のために塩分は「1日6g未満」に抑える……48
気づきにくい「隠れた塩分」も減らす……50
塩分は表示チェック&計量で「適量」を知る……52

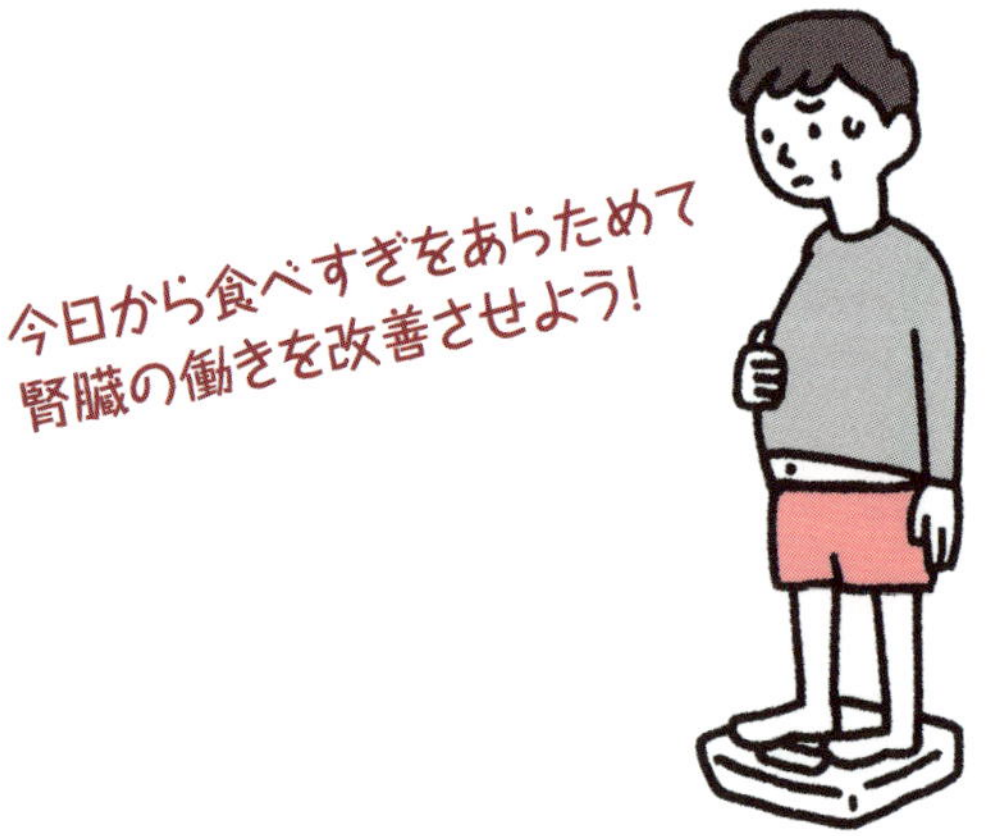
今日から食べすぎをあらためて
腎臓の働きを改善させよう!

「おいしい薄味」のレパートリーを増やす……54
減塩3ステップ方式で腎機能を改善……56
腎機能を守るため、外食の回数を減らす……58
手づくり弁当でエネルギーや塩分を減らせる……60
おやつは食事療法の気分転換に……62
たんぱく質量を調整して腎機能を維持する……64
慢性腎臓病では「よいたんぱく質」を選ぶ……66
低たんぱく食のエネルギー確保術……68
たんぱく質を調整した食品を取り入れる手も……70
野菜はゆでて「カリウム」を減らす……72
カルシウム不足に注意しつつ「リン」を減らす……74
高血糖の人は、食事間隔をしっかりあける……76
合併しやすい脂質異常症・高尿酸血症を防ぐ……78
食事をメモして、改善点をチェック……80
食事療法はあせらず気長に続けていく……82

●運動の特効ルール●

運動で血圧・血行を改善。腎機能低下を防ぐ……84
10分歩くだけでも腎機能改善に効果的……86
腎臓のために運動の「やりすぎ」に注意する……88
ながら筋トレで高血糖改善、合併症を抑える……90

有酸素運動を楽しめば
腎機能によい効果あり！

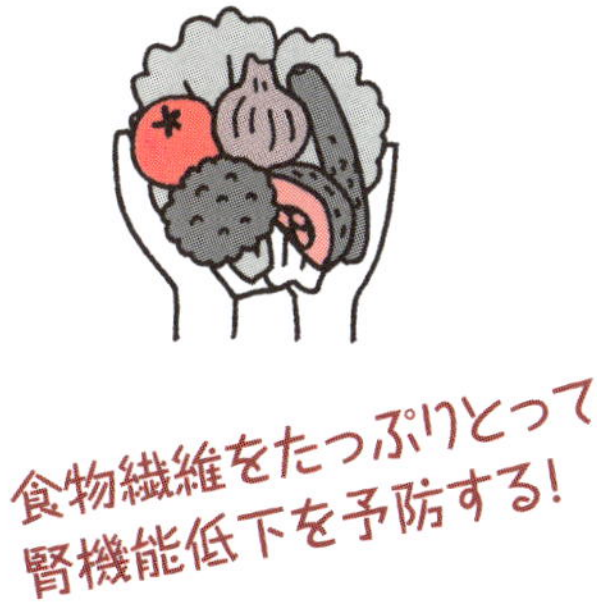
食物繊維をたっぷりとって
腎機能低下を予防する！

●生活の特効ルール●

体重・血圧チェックで改善効果を「見える化」……92
お酒は適量なら病気の進行を抑える……94
腎機能に悪影響を及ぼすタバコはやめる……96
ぬるめのお風呂で腎臓の血行をよくする……98
快眠で腎臓への負担をやわらげる……100
ため込んだストレスは腎臓の血流に悪影響……102
かぜや発熱は腎機能低下を招く……104
腎臓を守るため無理な働き方は避ける……106
腎臓病の人の旅行は食事と疲れに注意……108

PART 3 〝腎臓病〟ってどんな病気?

腎臓は老廃物を排出し体内バランスを保つ……110
よくない生活習慣が慢性腎臓病を招く……112
腎臓病には高血圧や糖尿病が密接にかかわる……114
たんぱく尿が多くなったら腎臓専門医にかかる……118
薬は正しく服用することが大切……120
透析は「腎臓の代役」を果たす……122
透析治療と並行して食事療法も欠かせない……124
日本で行われている腎移植の成績は良好……126

ぐっすり眠って
腎臓に負担をかけない!

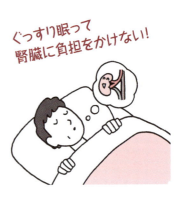

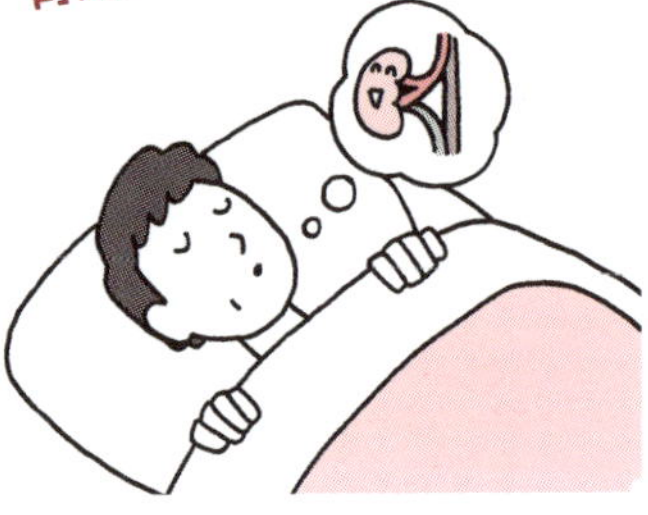

※腎機能等の数値の基準値は、
2019年4月時点の数値です。

PART 1

数値が高いと病気なの!?

気になる!

腎機能の疑問Q&A

Q 「腎臓がよくない」というのはどんな状態ですか?

A 腎臓は尿をつくり、老廃物を排出する。この働きが不十分になっている。

腎臓は握りこぶしほどのそらまめのような形をした臓器で、背中側の腰の上部に、左右1つずつあります。

尿をつくる臓器として知られていますが、体内の水分量や電解質濃度のコントロール、ホルモン分泌など、生命を維持するために欠かせない、さまざまな役割を担っています。

「腎臓がよくない」とは、こうした腎臓の機能が十分に働かなくなっているということです。やがて、生命の危機につながることもあり得ます。

腎臓の果たす3つの役割

1 尿をつくり、血液中の老廃物を排出する

体の活動により生じた血液中の老廃物(尿素、尿酸、クレアチニンなど)を取り除き、血液をきれいな状態に保つ。老廃物は尿として排出する。

2 体の内部環境を整える

ホルモンを分泌することで、血液をつくる手助けをしたり、血圧を調節したりする。また、ビタミンDを活性化させ、カルシウムの腸での吸収を促す。

3 体内の水分量などを一定に保つ

尿を排出して体内の水分量を一定に保つ。体内の電解質(ナトリウム、カリウム、カルシウム、リンなど)の濃度をコントロールし、血中の酸性/アルカリ性のバランスを整える。

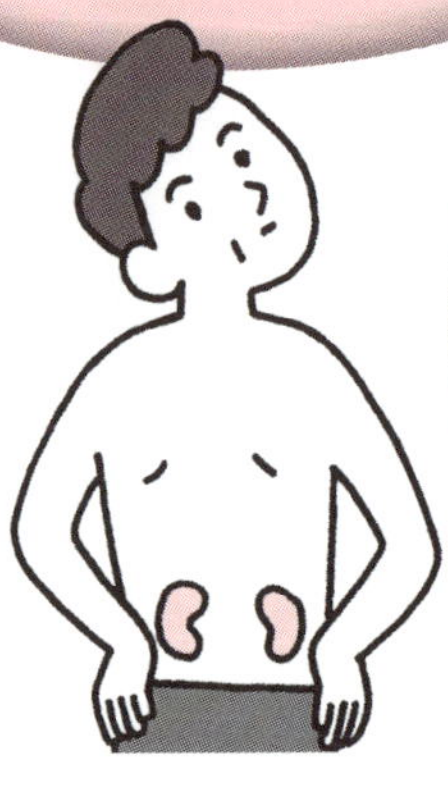

Q 尿検査でどうして腎臓のことがわかるのですか？

A 尿に含まれる成分から腎臓が正しく働いているかわかる。

尿とは、体内で不要になった物質（老廃物）が、腎臓の機能によって水分とともに排出されたものです。そのため、尿の成分を調べると、腎機能の状態がわかります。

たとえば、腎臓が排出しないはずのたんぱく質が尿に多く含まれていたり、尿に血液がまじっていたりすれば、腎臓の病気が疑われます。

腎臓病は、自覚症状が現れにくいため、こうした検査を定期的に受けることが早期発見には必須なのです。

健診などの尿検査で腎臓の状態がわかる

検査項目	検査の内容	基準値（正常の範囲）	
尿中のたんぱく質量がわかる			
尿たんぱく	陽性なら慢性腎臓病などが疑われるため、さらに詳しい検査を行う。	陰性（－）	糖尿病の人なら、「微量アルブミン尿」を調べる（基準値は30mg /《ミリグラムパー》g Cr《グラムクレアチニン》*未満）。尿に含まれるアルブミン（たんぱく質の一種）の量から腎臓の状態がわかる。
尿中の血液の量がわかる			
尿潜血《にょうせんけつ》（血尿）	陽性なら、糸球体腎炎や前立腺、膀胱《ぼうこう》などの病気が疑われるので、さらに詳しい検査を行う。	陰性（－）	たんぱく尿と血尿が両方ある場合、慢性腎臓病の中でも比較的急に腎機能が悪化することが多い糸球体腎炎の可能性が高くなる。

その他、尿の濃さやpH（ペーハー）、尿糖などの数値も、腎臓の状態を知る手がかりとなる。

＊mg/gCr　1日のたんぱく尿を推測するのに最適な方法。

Q たんぱく尿の検査で「陽性」! 今すぐ治療が必要ですか?

A 治療のスタートが遅れると、腎機能がどんどん低下してしまう。

たんぱく尿の検査により、尿に含まれるたんぱく質の量を調べることができます。健診では、陽性(1+～4+)、偽《ぎ》陽性(±)、陰性(−)のいずれかで判定されます。

偽陽性や陽性の場合、必ず再検査を受けます。運動や立ち仕事の後などに数値が上がることもあるため、すぐ腎臓病と断定はできませんが、「何ともないから」と放置していると、知らず知らずのうちに腎機能が低下することになりかねません。

もれないはずのたんぱくが尿に出てしまう

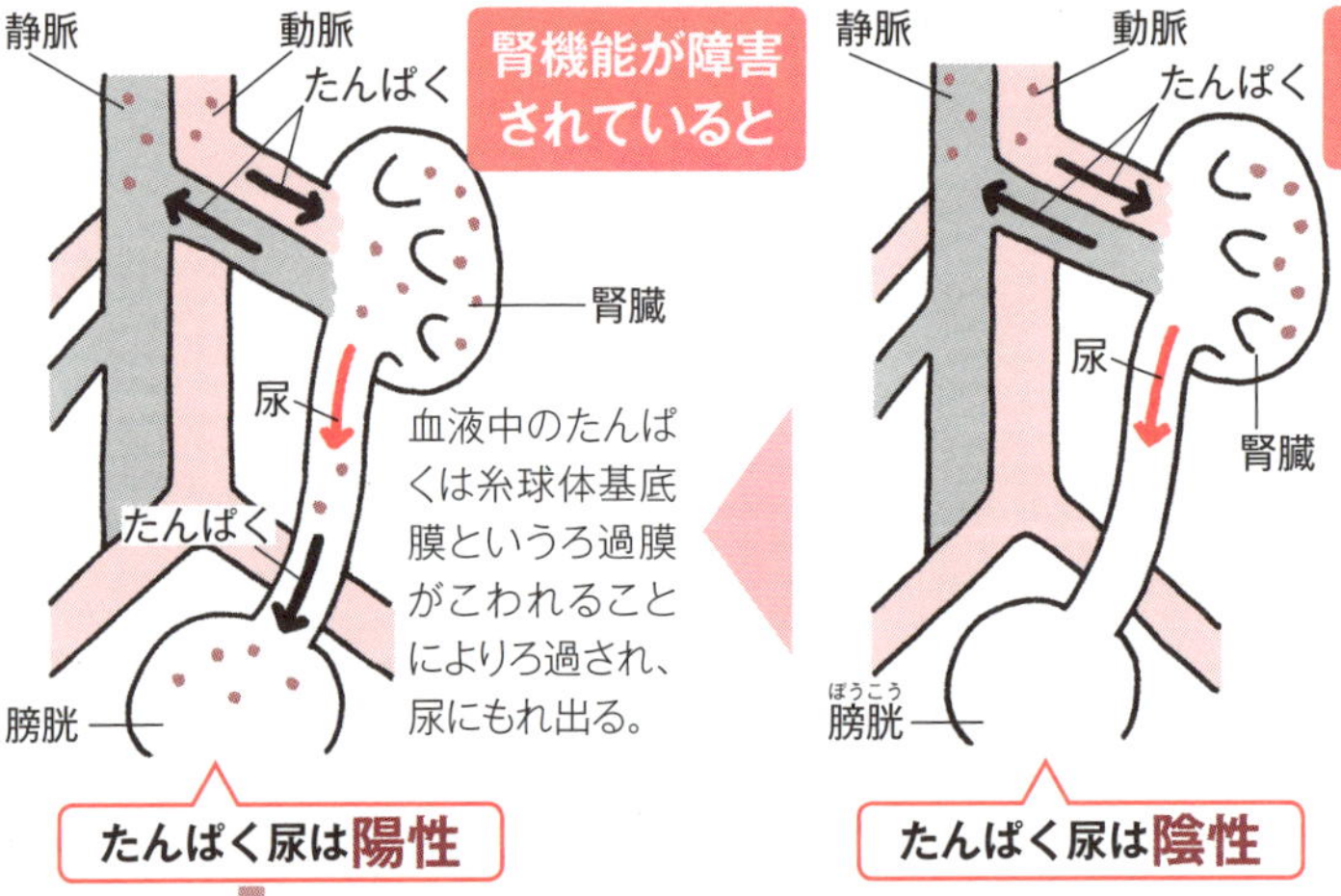

腎臓は、血液から不要なものを取り除き、必要なものを体内に戻す(ろ過機能)。血液中のたんぱくは、健康なら糸球体基底膜からろ過されずに静脈へ戻る。

原因について精密検査を行ない、適切な治療をしないと、腎臓の機能低下はとまらず、悪化していく

Q 血液検査で「血清クレアチニン値」が高い結果に。この数値の問題は何ですか？

A クレアチニンは血液中の老廃物。多すぎるなら腎機能が低下している。

腎機能が低下すると、十分に排出できない不要な物質が、血液中に増えてくるため、血液検査によって腎臓の状態を知ることができます。

中でも、血清クレアチニンの数値に注目します。クレアチニンは筋肉がたんぱく質を利用した後にできる老廃物。この濃度が高いほど、腎機能は低下しています。

血清クレアチニンの数値は、腎機能を表す糸《し》球《きゅう》体《たい》ろ過量（GFR、P118参照）の計算に使われます。

血液中に老廃物がたまってしまう

血液検査で、
血清クレアチニン値が
わかる

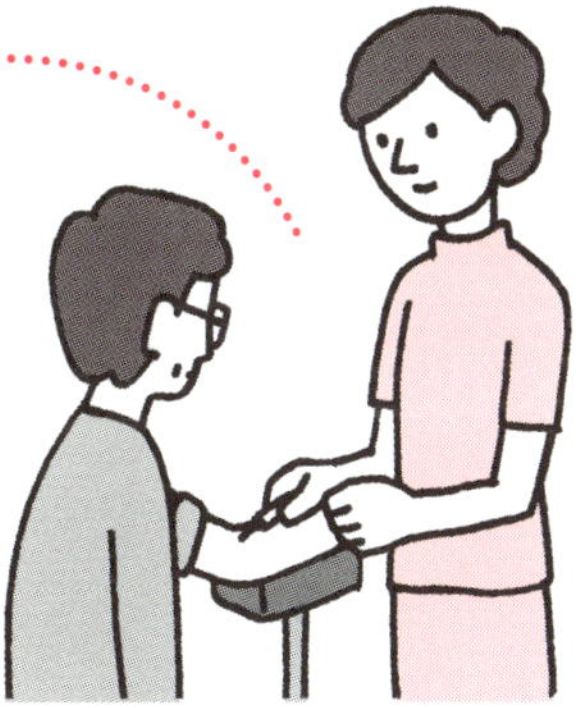

腎臓がクレアチニン（老廃物）をろ過しきれず、体内（血液中）に戻るようになると、心血管病や末期腎不全のリスクが高まる。

基準値

男性**0.8～1.3**mg/dL

女性**0.5～0.9**mg/dL

（筋肉量により多少幅がある。また医療機関などにより異なる）

基準値を超える場合、腎機能は半分以下になっていることもある

！ 血清クレアチニン値から腎機能の程度を計算できる

慢性腎臓病の指標である糸球体ろ過量（GFR）は、血清クレアチニン値から計算できる。これを「推算糸球体ろ過量＝eGFR」といい、診断の指標として有用。

Q 腎機能が**低下する原因**には どんなものがありますか?

A 食べすぎ、運動不足などによる、生活習慣病が大きくかかわっている。

　腎臓病の原因はさまざまですが、長年の糖尿病、高血圧などにより、慢性腎臓病（P13参照）を発症する人が増えています。糖尿病や高血圧には、偏った食習慣や運動不足、喫煙、飲酒、ストレスなどの生活習慣が関係しています。

　その他、脂質異常症、メタボリックシンドローム、高尿酸血症なども、慢性腎臓病の危険因子です。腎機能の改善には、生活習慣の見直しが欠かせません。

腎臓病の危険因子は多くの人に当てはまる

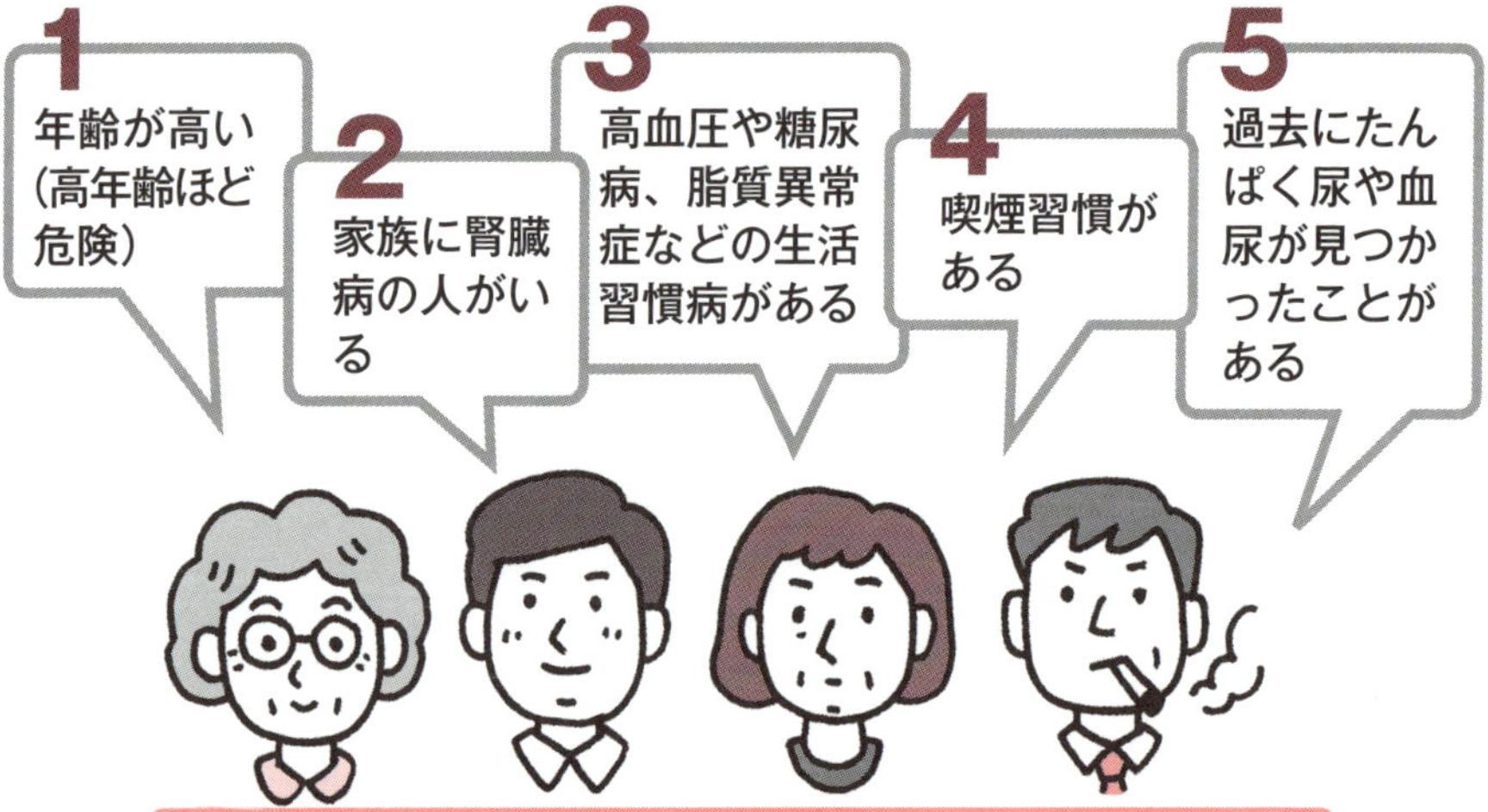
1
年齢が高い（高年齢ほど危険）
2
家族に腎臓病の人がいる
3
高血圧や糖尿病、脂質異常症などの生活習慣病がある
4
喫煙習慣がある
5
過去にたんぱく尿や血尿が見つかったことがある

3～5は自分の努力次第で改善できる。特に生活習慣病は、きちんと治療を受ければ、慢性腎臓病も遠ざけることができる。

Q 「慢性腎臓病」と診断されました。どんな病気ですか？

A 尿中にたんぱく質がもれているか、腎機能が一定以下に落ちている状態。

慢性腎臓病とは、一定以上の腎機能の低下や腎臓の障害が、慢性的に続く病気の総称です。CKD* ともいわれます。

具体的な診断基準は下図のようになります。慢性腎臓病という診断を受けた後、精密検査などにより、原因による病名がつく場合もあります。

慢性的に悪化した腎機能の回復は困難です。早期に発見して進行の程度に応じた治療や生活改善を行い、病気の進行を抑えることが重要です。

＊chronic kidney diseaseの略。

慢性腎臓病は尿検査・血液検査で診断

1
たんぱく尿が
0.15g/ 日以上、
また、尿異常、画像診断（X線や超音波、CT 検査など）、血液検査などで腎臓に明らかな障害が見られる

2
腎臓の機能が、
健康な人の 60％未満
血清クレアチニン値などによる糸《し》球《きゅう》体《たい》ろ過量（GFR）が 60 未満

1、2 のいずれか、
または両方が
3カ月以上
続いている。

慢性腎臓病と
診断される

・原因を探るため、さらにさまざまな検査が行われる
・生活習慣の改善など治療を始める

Q 太っていると、慢性腎臓病になりやすいのですか?

A メタボと慢性腎臓病の原因は共通。どちらも肥満対策が必須。

肥満の人はたんぱく尿が出やすく、腎不全になりやすいことがわかっています。また、内臓に脂肪がつく内臓脂肪型肥満では、メタボリックシンドローム（メタボ）になりやすくなります。この原因である食べすぎや運動不足、過度の飲酒や喫煙などは、慢性腎臓病の原因でもあります。メタボリックシンドロームの人は慢性腎臓病にもなりやすいのです。

つまり、肥満・メタボ対策は、慢性腎臓病対策でもあります。

メタボの診断基準をチェック

腹囲が、男性85cm以上、女性90cm以上
（息をはいた状態で、へその高さで水平に測る）

＋

上記に加えて、以下の2つ以上に当てはまると**メタボリックシンドローム**

脂質異常
A 中性脂肪（トリグリセリド）
150mg/dL以上
B HDLコレステロール
40mg/dL未満
A、Bのいずれかまたは両方

高血圧
A 収縮期（最高）血圧
130mmHg以上
B 拡張期（最低）血圧
85mmHg以上
A、Bのいずれかまたは両方

高血糖
空腹時血糖値
110mg/dL以上

どの要素も、腎機能を低下させる危険因子

Q 健康でも、年をとると腎臓病になりやすくなるって本当ですか?

A 年とともに腎機能は低下していく。食事改善や運動で機能維持に努める。

年齢が高くなるほど腎臓病の人は増えます。腎臓で血液をろ過する糸《し》球体《きゅうたい》（P110 参照）という組織は、健康状態にかかわらず、年とともに機能する数が減るためです。加齢によって血管が硬くなり、腎臓の機能が障害されるのも原因の1つでしょう。

また慢性腎臓病のために透析導入となる人の数は、女性よりも男性が多くなっています。危険因子である生活習慣病の人が、男性に多いことが一因と考えられます。

年齢が高くなるほど患者が増える

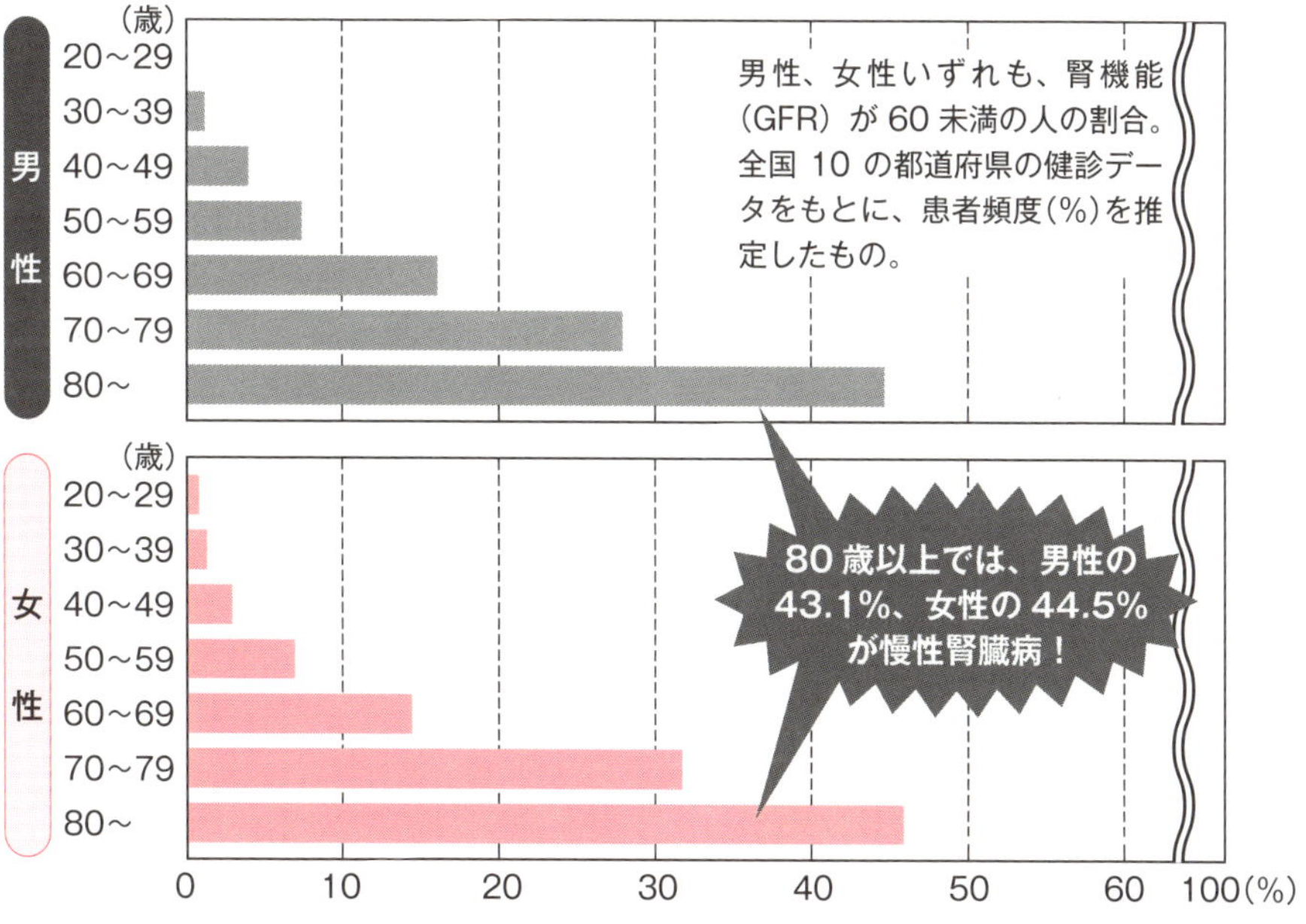
男性
女性
（歳）
20～29
30～39
40～49
50～59
60～69
70～79
80～
0
10
20
30
40
50
60
100（%）
男性、女性いずれも、腎機能（GFR）が 60 未満の人の割合。全国 10 の都道府県の健診データをもとに、患者頻度（%）を推定したもの。
80 歳以上では、男性の 43.1%、女性の 44.5% が慢性腎臓病！

（日本腎臓学会「CKD診療ガイド2012〈年齢別のCKD患者の頻度〉」より作成）

Q 腎臓の超音波検査をするといわれました。何を調べるのですか?

A 腎臓病と診断された場合、腎臓の画像で原因がわかることがある。

尿検査や血液検査で、腎臓の病気と診断されたときには、原因を調べるために、画像検査で実際の腎臓の姿を確認します。

まず、超音波検査が行われます。多《た》発《はつ》性《せい》嚢《のう》胞《ほう》腎《じん》（P116 参照）や腎硬化症の診断に有効です。腫《は》れや形状から、急性、慢性の判別にも役立ちます。

さらにCT 検査を行うと、超音波検査より詳細な画像から、腫瘍《しゅよう》や結石、嚢胞をしっかり調べられます。

腎臓を目で見て異常をチェック

超音波検査

超音波の発振器（プローブ）を腹部などに当てることで、腎臓の画像を調べる。

何がわかる?

腎臓の形の異常や腫れ、結石、嚢胞など。

腹部 CT 検査

X線により、腹部の輪切り状の画像を撮影して、腎臓を調べる。

何がわかる?

超音波検査よりも詳細な腎臓の状態。

超音波検査による画像の例

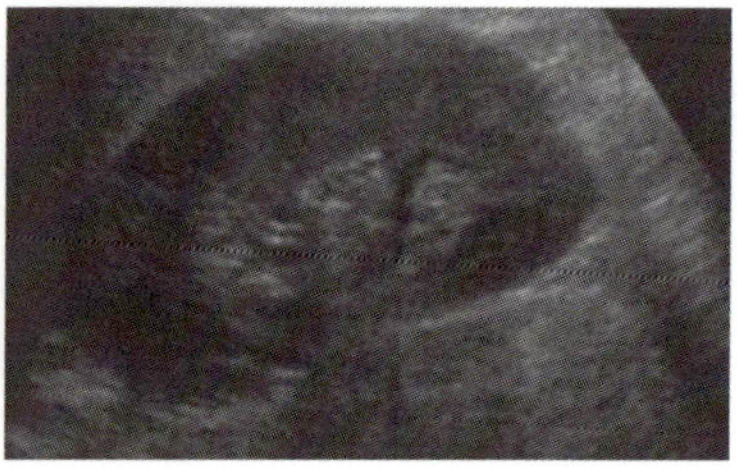

正常な腎臓

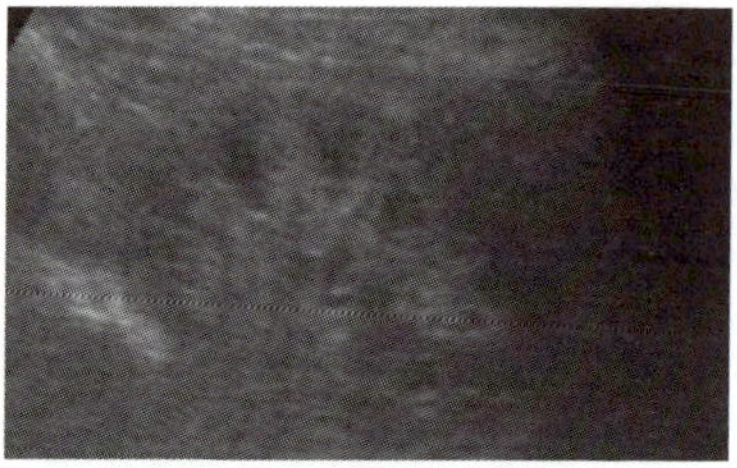

萎《い》縮《しゅく》した腎臓

腎臓が萎縮すると同時に、超音波検査の画像に表れにくくなる。

Q 腎臓病になると、どんな症状が現れるのですか？

A 手足のむくみや倦怠感《けんたいかん》など。ただし、「症状が出てから治療」では遅い。

初期の段階の慢性腎臓病では、自覚症状はほとんどありません。

手足のむくみや倦怠感、貧血、明らかな尿の異常などの症状が現れる場合は、すでに腎臓病がかなり進行している場合が大半です。

「あれ？　最近おかしいぞ」と感じたときは、すぐに医療機関で検査を受けるようにしましょう。

自覚症状の有無にかかわらず、定期的に健診を受けて、早期発見・早期治療を心がけることが大切です。

こんな症状に要注意！

尿の変化をチェック

- □ **尿が泡立つ**
  尿が泡立ち、泡がなかなか消えにくいという場合、尿にたんぱくが出ていることがある。
- □ **尿が赤い（血尿）**
  血尿は腎臓のさまざまな病気の疑いがある。特に、発熱の翌日に血尿が出る場合、IgA《アイジーエー》腎症（P116参照）かも。
- □ **夜間尿・多尿**
  腎臓の尿を濃縮する機能が弱まると、尿量が増え、回数も増える。夜、何度もトイレに行くようになる。

体の状態をチェック

- □ **全身のだるさ・倦怠感が強い**
  血液中の老廃物が増加すると体調が悪化する。
- □ **手足や目の周りなどがむくむ**
  腎機能が低下すると、体内に排出できない水分がたまる。
- □ **貧血（めまい、立ちくらみ、息切れなど）がある**
  腎機能が低下すると、血液中の赤血球が少なくなる。

1つでも当てはまるなら、すぐに医療機関へ！

Q 血糖値が高い人は、腎機能も下がるのですか？

A 高血糖が続くと腎臓の毛細血管がもろくなる。

血液中のブドウ糖濃度が高い高血糖の状態が続くと、血管は傷つき、動脈硬化が進みます。腎臓の血管も傷つくことになります。

高血糖が長期間続いて腎臓の機能が低下していくと、「糖尿病性腎症」という合併症を招きます。糖尿病性腎症は、透析療法の最も多い導入原因です。

糖尿病性腎症の早期発見には、糖尿病の人に行われる「微量アルブミン尿検査」という尿検査が有効です。

糖尿病性腎症は「アルブミン尿」で早期発見

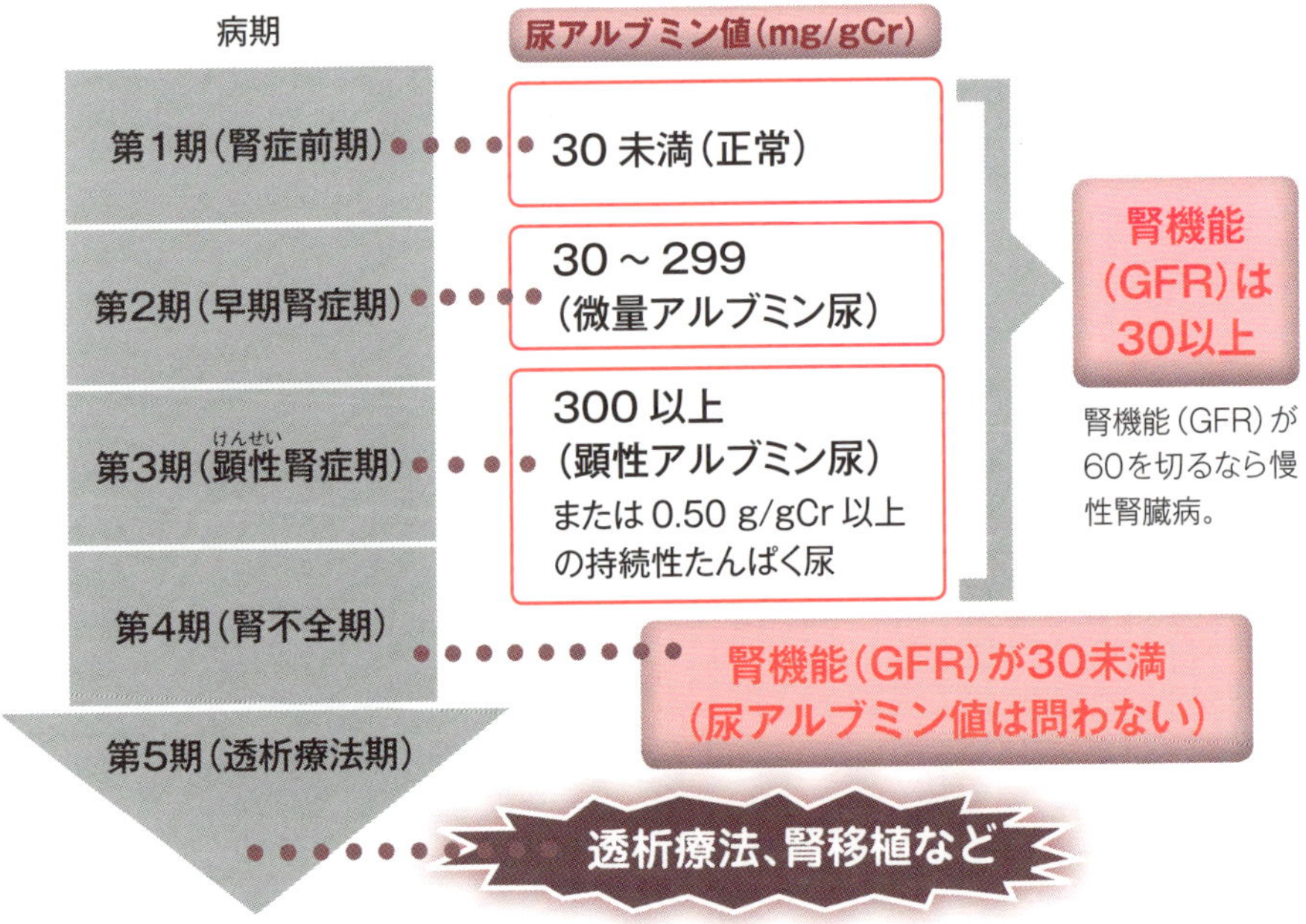

病期
尿アルブミン値（mg/gCr）
第1期（腎症前期）
30 未満（正常）
第2期（早期腎症期）
30 ～ 299
（微量アルブミン尿）
第3期（顕性《けんせい》腎症期）
300 以上
（顕性アルブミン尿）
または 0.50 g/gCr 以上
の持続性たんぱく尿
腎機能
（GFR）は
30以上
腎機能（GFR）が
60を切るなら慢
性腎臓病。
第4期（腎不全期）
腎機能（GFR）が30未満
（尿アルブミン値は問わない）
第5期（透析療法期）
透析療法、腎移植など

Q 「糖尿病性腎臓病」と診断されました。どんな病気ですか？

A 2型糖尿病で尿アルブミン値が正常なまま腎機能が下がる。

これまで高血糖が長く続き、「微量アルブミン尿検査」でその値が高いと、糖尿病性腎症が疑われました（P18参照）。しかし最近では、2型糖尿病で、アルブミン尿の値は正常なのに腎機能が低下する患者さんが増えています。このような場合を、糖尿病性腎臓病（DKD）といいます。その原因としては、加齢、高血圧が原因の動脈硬化、脂質異常症などの生活習慣病が関係しているといわれています。

糖尿病性腎臓病と糖尿病性腎症の関係

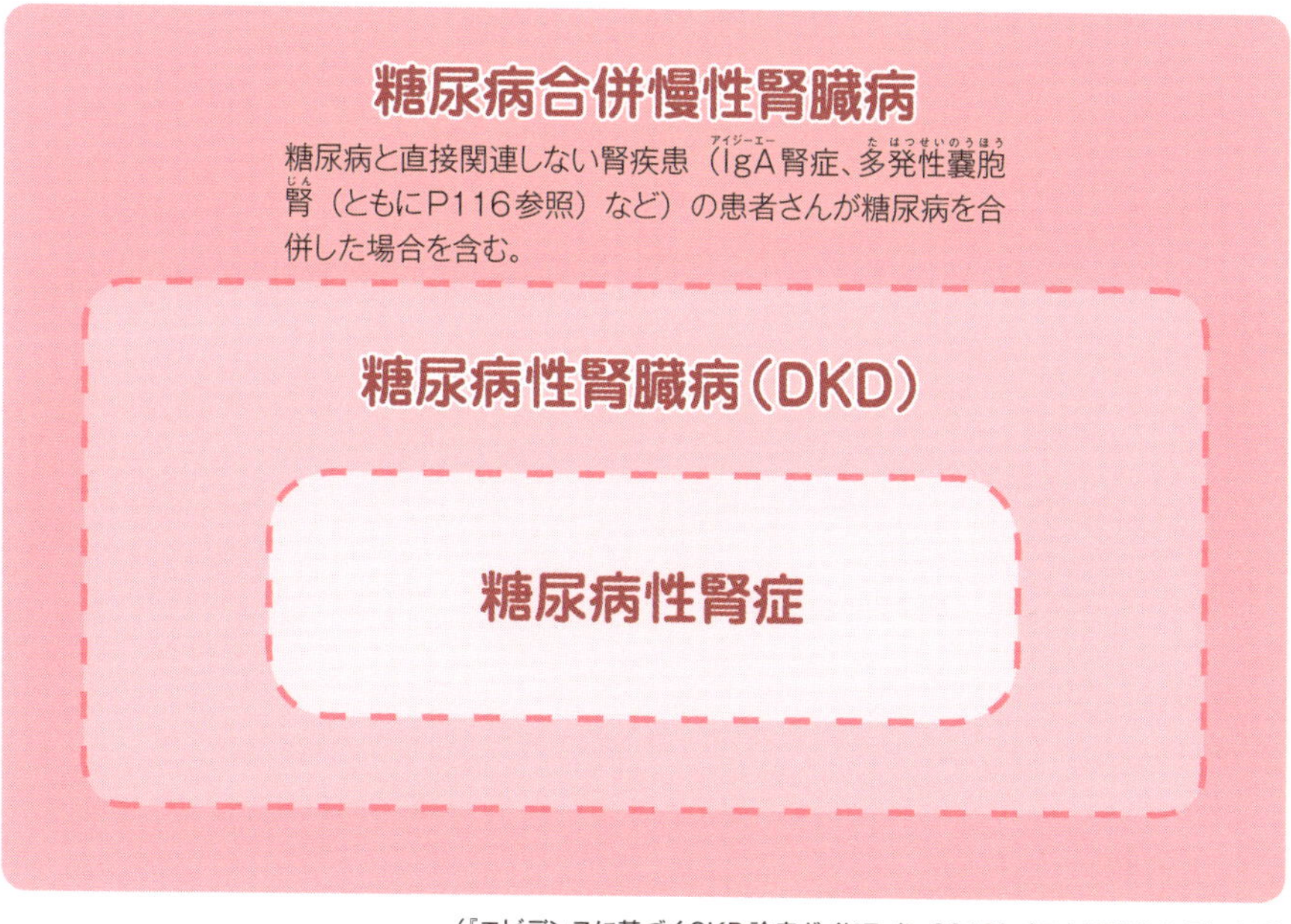
糖尿病合併慢性腎臓病
糖尿病と直接関連しない腎疾患（IgA《アイジーエー》腎症、多発性嚢胞《たはつせいのうほう》腎《じん》（ともにP116参照）など）の患者さんが糖尿病を合併した場合を含む。
糖尿病性腎臓病（DKD）
糖尿病性腎症

（『エビデンスに基づくCKD診療ガイドライン2018』（日本腎臓学会編）より）

Q 血圧が高いと腎臓にも悪影響が出るのですか？

A 高血圧は血管に負担をかけ、腎臓の血管も傷つける。

高血圧は、毛細血管のかたまりである腎臓の糸球体《しきゅうたい》（P110参照）を障害します。すると、腎臓の血圧を調整する機能が下がり、水分や塩分（ナトリウム）が体内にたまることで血液量が増え、さらに血圧を上げるという悪循環に陥ります。

こうして高血圧が続いて、腎機能が低下していくと、腎臓が小さく硬くなってしまう腎硬化症（P115参照）を招きます。腎臓病の治療には、血圧のコントロールがとても重要です。

腎機能低下と高血圧は悪循環の関係

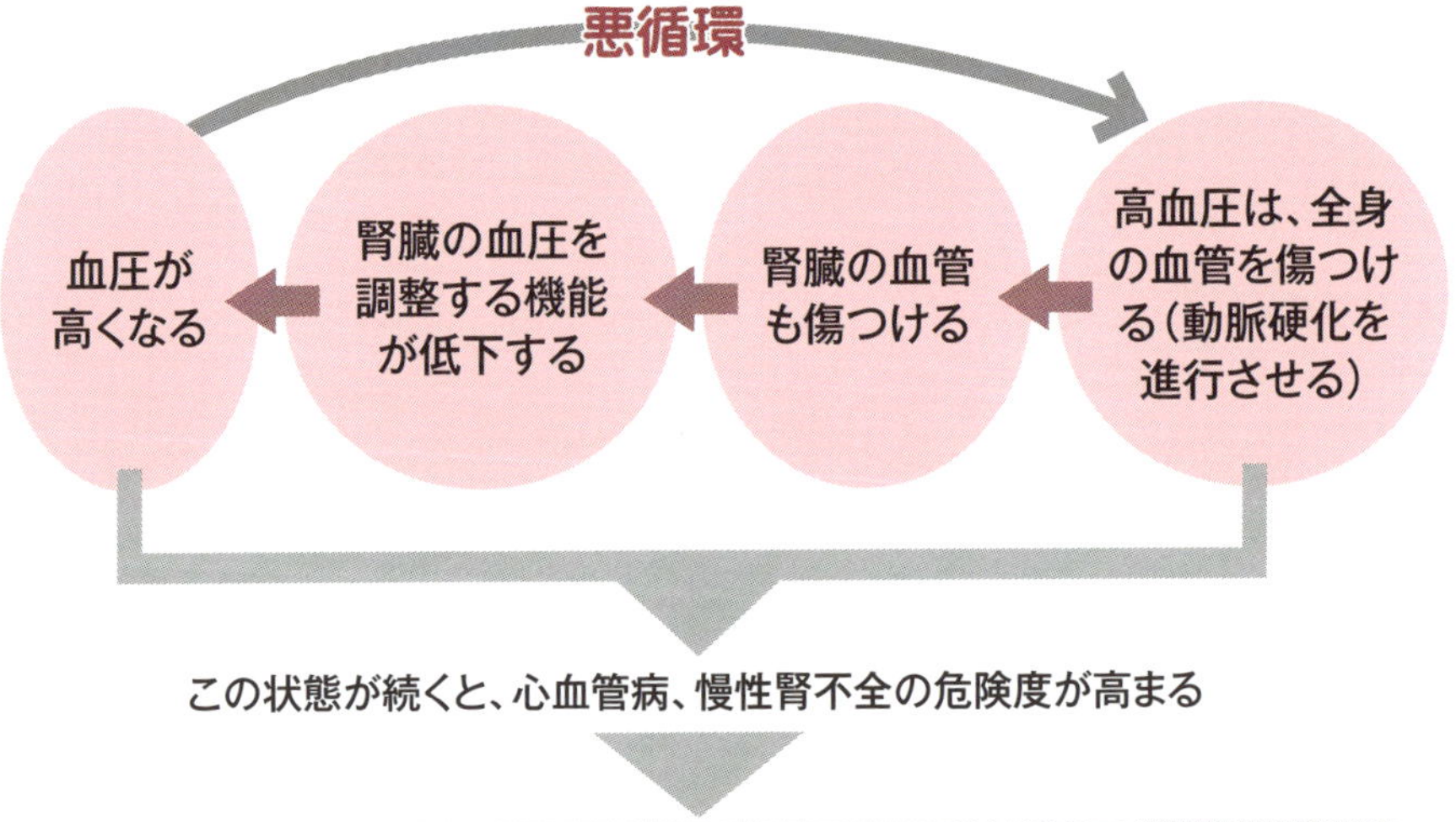
悪循環
血圧が高くなる
腎臓の血圧を調整する機能が低下する
腎臓の血管も傷つける
高血圧は、全身の血管を傷つける（動脈硬化を進行させる）
この状態が続くと、心血管病、慢性腎不全の危険度が高まる

生活改善をして血圧を下げる

目標　収縮期血圧 140mmHg 未満、拡張期血圧 90mmHg 未満*

*たんぱく尿が陰性で、糖尿病でない場合。

Q 腎臓病が悪化すると**血管がボロボロになる**のですか?

A 高血糖、高血圧を合併すると、血管の傷むスピードが早くなる。

腎機能低下は血管を傷めます。慢性腎臓病に、高血糖や高血圧などが合併すると、血管の傷むスピードは早まります。血液中のコレステロールや中性脂肪のバランスが崩れる脂質異常症の合併にも注意が必要です。脂質異常症も動脈硬化を進行させ、腎臓の血管を障害するためです。

慢性腎臓病の人は、LDL コレステロール値 120mg/dL 未満を目標に、合わせて血圧、血糖のコントロールのため食事などを調整します。

脂質異常症は腎機能も低下させ、心血管疾患を招く

- ☑ LDL コレステロール値 **140mg/dL以上**
- ☑ HDL コレステロール値 **40mg/dL未満**
- ☑ 中性脂肪 **150mg/dL以上**
- ☑ non-HDL コレステロール値* **170mg/dL以上**

↓

上記のうちいずれかに当てはまると**脂質異常症**

↓

動脈硬化が進行し、腎臓の血管も傷める（腎機能の低下）

↓

心血管疾患のリスクが高くなる

＊総コレステロールからHDLコレステロール値をひいた数値。

Q 尿酸値も腎臓の機能と関係があるのですか?

A 尿酸値が高くなる高尿酸血症は腎不全の危険度を高める。

尿酸は、細胞の新陳代謝やエネルギー消費により生じる老廃物です。通常は尿とともに排出され、体内の濃度は一定に保たれています。

腎機能が低下すると、この尿酸の排出がうまくできなくなります。このため腎臓病の人は、血液中の尿酸の濃度が高くなる高尿酸血症になりやすくなります。

高尿酸血症は、痛風腎や尿路結石の原因となります。末期腎不全の危険因子の１つでもあります。

尿酸値と腎機能は密接にかかわっている

腎機能の低下で、尿酸がうまく排出できない

↓

血液中の尿酸が増え、尿酸値が高くなる

血清尿酸値 7.0mg/dL 超　高尿酸血症

↓

高尿酸血症の状態はこんな病気を招く

痛風
尿酸の結晶が体各部の関節にたまり、炎症を起こす。激しい痛みが起きる（足の親指のつけ根など）。

痛風腎
尿酸の結晶化による炎症が腎臓で起こり、尿の濃縮力が弱まるなど腎機能が低下する。血尿が出ることも。

尿路結石
腎臓でつくられる尿に含まれる尿酸が結晶化して、尿路*に結石ができる。激しい痛みを伴うことがある。
*腎臓、尿管、膀胱《ぼうこう》、尿道。

↓

末期腎不全の危険度が高まる

腎臓病の治療とともに高尿酸血症の治療が欠かせない。

Q 腎臓病の治療では何に気をつければよいですか？

A 食事内容をあらためることで腎臓の負担を減らすことができる。

腎臓は食事の影響を受けやすい臓器です。偏った食生活は腎臓に負担をかけるため、腎臓病の治療には食事の改善が不可欠です。

初期の段階では、塩分をひかえ、肥満があればエネルギーのとりすぎを避けるなど、制限というより健康的な食事を心がけます。ある程度進行した場合は、腎臓の負担をやわらげるため、たんぱく質の制限が必要になります。症状により、カリウムやリンも制限する場合もあります。

慢性腎臓病の人の食事療法の基本ポイント

肥満を解消する

太りぎみの人は、食事の内容や習慣を見直してBMI25*未満をめざす。

*ボディ・マス・インデックス。体重÷身長(m)÷身長(m)で求める。25以上は肥満。

➡P32～47参照

塩分をひかえる

高血圧がある場合、塩分の摂取量は1日6g未満に抑える。高血圧がなくても、とりすぎには十分注意する。

➡P48～57参照

たんぱく質をとりすぎない

腎機能（GFR）が60を切るなら、たんぱく質の摂取量を1日0.6～1.0g（標準体重1kg当たり）に減らす。

➡P64～71参照

エネルギー量を調整・確保する

たんぱく質を減らすとエネルギー量が不足することも。1日25～35kcal（標準体重1kg当たり）を確保する。

➡P68～69参照

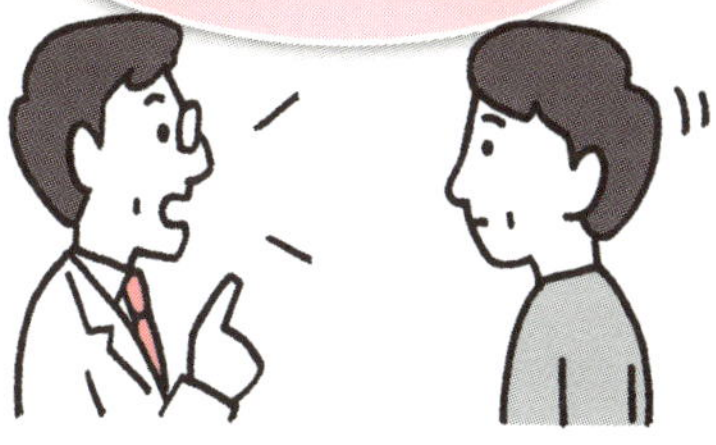

医師や管理栄養士の指示に従う。

Q 薬の力で腎臓病を治すことはできるのですか?

A 原因や症状により薬は必要。生活改善に努めつつ、指示どおり服用。

薬物療法は、糖尿病や高血圧など、原因となる病気の治療と、症状を抑えることを目的に行います。腎臓病を根本的に治すような薬はまだありません。

よくない生活習慣が原因の慢性腎臓病の場合、治療の基本は食事療法や生活改善です。薬物療法を受けている場合は、きちんと効果を得るため、医師の指示どおりに服用します。

薬の内容は、そのときどきの病状により変わります。

腎臓病の薬は原因ごとに使い分ける

腎臓病の原因（病気）	糖尿病	高血圧	脂質異常症	慢性糸球体《しきゅうたい》腎炎
代表的な薬	経口薬（α-グルコシダーゼ阻害《そがい》薬、DPP-4阻害薬など）インスリン製剤	降圧薬（ACE阻害薬、ARBなど）	スタチンなど	副腎皮質《ふくじんひしつ》ステロイド薬など
目標	HbA1c《ヘモグロビンエーワンシー》7.0%未満	血圧130/80mmHg以下	LDLコレステロール値120mg/dL未満	尿たんぱくの改善

➡薬について詳しくはP120へ

いずれも、食事や生活改善と並行して目標達成をめざす

Q 透析療法や腎移植とはどんな治療法ですか？

A 失われた腎臓の機能を代行させて、生命を維持する。

腎臓病が進行して、腎臓の働き（GFR）が健康な人の15％未満に落ちると、腎不全という状態です。10％を切るようなら、血液中の老廃物をほとんど排出できません。

腎臓が働かなければ生命を維持できないため、腎臓の役割を他の方法で代行することが必要となります。

体外の機器や腹膜を使って血液を浄化する透析療法、ヒトの腎臓を移植する腎移植という2つの選択肢があります。

腎機能が30を切ったら透析療法などの説明を聞く

GFR30～15
透析などを検討
末期腎不全治療として透析療法や腎移植の説明を受け、必要時には腎代《だい》替《たい》療法を検討する。

GFR15未満
透析などの準備開始
医療機関が透析療法や腎移植の準備や体制を整える。状態を見ながら開始時期を決める。

GFR8未満
腎代替療法を行う*

＊腎代替療法以外に症状を抑える方法がない場合に実施する。

透析療法➡P122～125参照
腎臓に代わって、「ダイアライザ」という装置やおなかにある腹膜を使って、血液をきれいにする方法。

腎移植➡P126参照
ヒトの腎臓を移植して腎臓の機能を取り戻す方法。健康な人に近い生活が可能になるが、日本ではまだ移植件数が少ない。

Q 腎臓病は、子どもに遺伝しますか?

A 遺伝する腎臓病もあるが、生活環境の類似のほうが問題。

腎臓病には遺伝するものもあります。腎臓にできる水のつまった袋の影響で腎機能が低下する多《た》発《はつ》性《せい》嚢《のう》胞《ほう》腎《じん》などが代表的です。

腎臓の炎症により機能が低下するIgA《アイジーエー》腎症（P116参照）は、日本人に多く家族内で発症することもあるため、遺伝の関与が疑われています。

遺伝でなくても、食習慣などが似やすい家族は、慢性腎臓病や糖尿病、高血圧など、同じ生活習慣病になりやすいかもしれません。

遺伝が明らかな腎臓の病気もある

多発性嚢胞腎
腎臓にいくつもの嚢胞という水のたまった袋ができ、腎機能が低下する。

アルポート症候群
腎臓が炎症を起こし、聴力障害や視力障害を伴う。血尿により発見されることが多い。

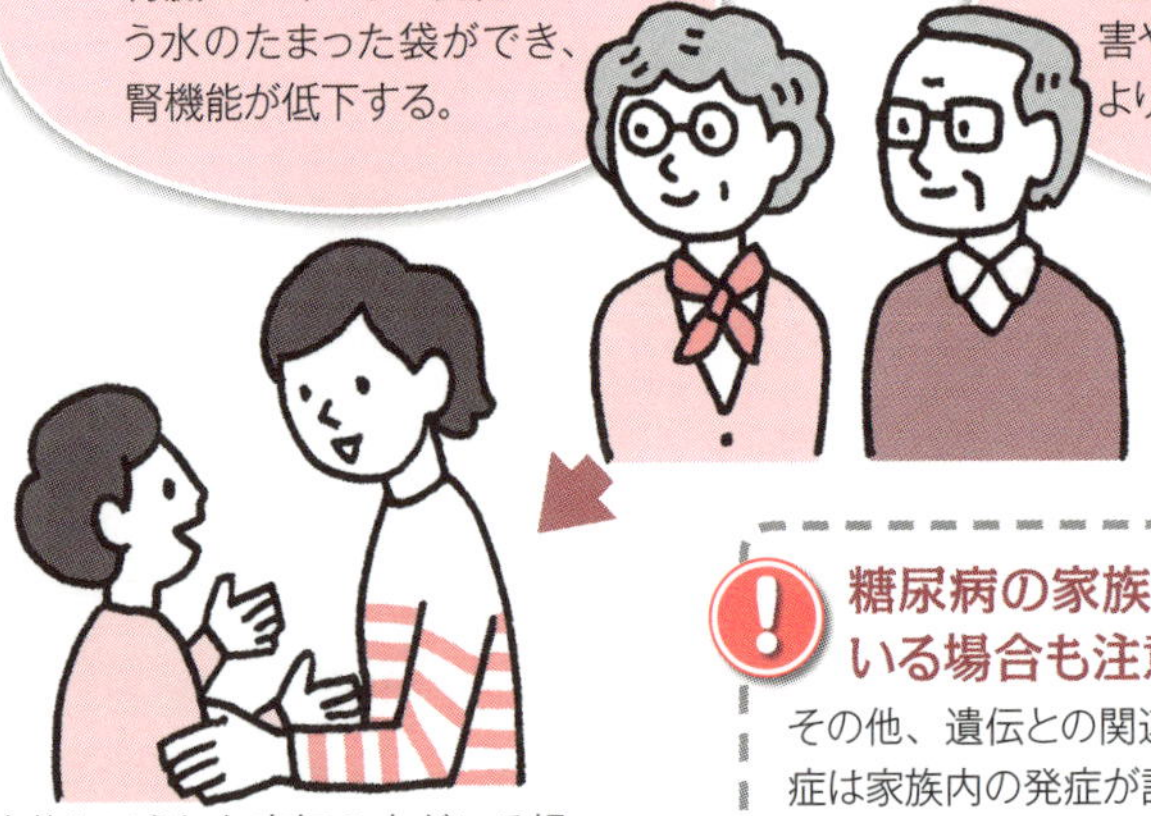

家族にこうした病気の人がいる場合、生活習慣や定期的な健診結果に十分注意が必要。

糖尿病の家族がいる場合も注意が必要

その他、遺伝との関連は明らかではないが、IgA腎症は家族内の発症が認められる。腎機能を低下させる糖尿病は、インスリンがつくられにくい体質が遺伝する場合がある。

PART 2 腎臓病を防ぐ!

腎機能に効く!
特効ルール40

特効ルール　食事

食事の改善は早く始めるほど効果的

腎臓のよくない数値が見つかった場合、食事の改善が必要です。生活習慣が関連する慢性腎臓病の初期の段階であれば、いわゆる「健康的な食事」に切り替えることで、その後の進行を予防することも可能です。

切り替えるのが早いほど食事の制限は少なくてすむ

腎臓は、体内に取り入れたエネルギーを活用する際などにできる老廃物を、体外に排出する働きをしています。そのため、食事による影響を非常に受けやすい臓器です。

慢性腎臓病の指標となるたんぱく尿（P9参照）や血清クレアチニン（P11参照）の数値に異常が見つかった場合、医療機関を受診しましょう。その原因により、まず塩分の量を減らしたり、とりすぎているエネルギー量を減らすことから始めます。

生活習慣が原因の慢性腎臓病では、食習慣の改善で数値の改善も期待できます。ある程度慢性腎臓病が進行した場合は、さらにたんぱく質を制限したり、カリウムの摂取量を減らすなど、制限のポイントが増えていきます（左ページ参照）。

腎機能を守るには、できるだけ早く適切な治療を受け、食事の改善に取り組むことが大切です。

腎臓は食生活の影響を受けやすい

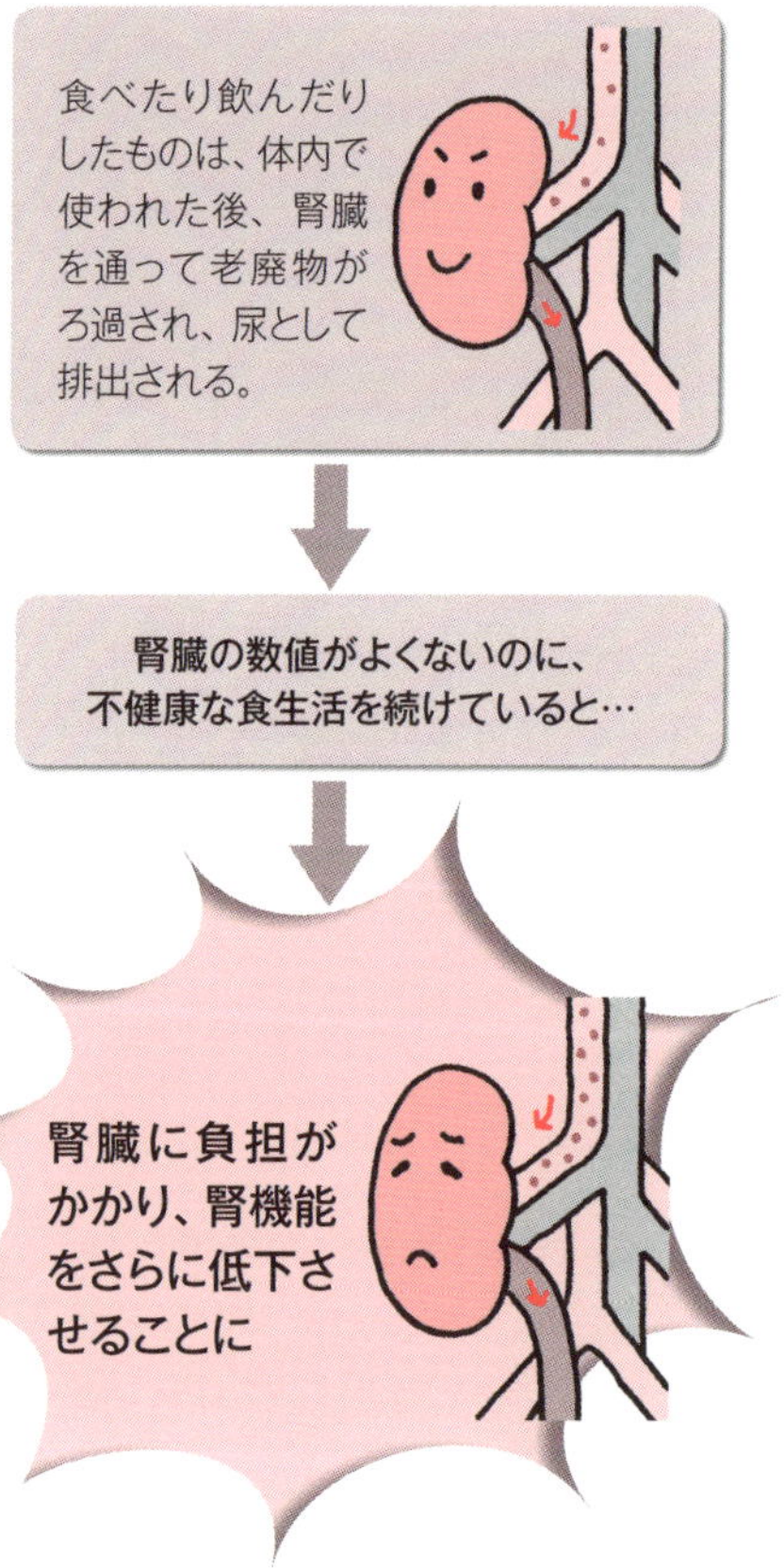
食べたり飲んだりしたものは、体内で使われた後、腎臓を通って老廃物がろ過され、尿として排出される。
腎臓の数値がよくないのに、不健康な食生活を続けていると…
腎臓に負担がかかり、腎機能をさらに低下させることに

腎臓を守るためには エネルギー、塩分、たんぱく質に注意

3つのポイントを改善する

1 エネルギーを適正にする
よくない生活習慣により肥満のある人の場合、摂取エネルギーを抑える。

2 塩分を減らす
塩分のとりすぎは、高血圧を招いて腎機能を低下させる。

3 たんぱく質を減らす
たんぱく質のとりすぎは腎機能を低下させる。

1・2：腎臓を守る食事（食生活改善）
（P30～63へ）

3：重症化予防の食事
（P64～79へ）

初期の段階なら食生活改善

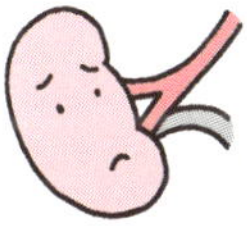

腎機能が正常～軽度低下
G1（GFR90以上）、G2（GFR 60～89）

G1～G5は重症度／ステージを表す。GFRの数値が低くなるほど、腎機能は低下していく

エネルギー
適正な摂取エネルギー量を守る（1日25～35kcal*1推奨）。

塩分
とりすぎに注意する。高血圧なら1日6g未満に抑える。

たんぱく質
とりすぎに注意する（これまでの⅔にするなど）。

進行するとたんぱく質を制限

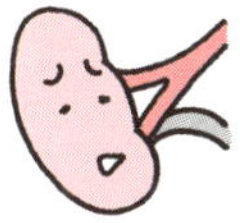

腎機能が軽度～高度低下
G3a（GFR 45～59）、G3b（GFR 30～44）

エネルギー
適正な摂取エネルギー量を守る（1日25～35kcal*1推奨）。

塩分
1日6g未満に抑える。

たんぱく質
G3aは1日0.8～1.0g*1、G3bは0.6～0.8gに抑える。

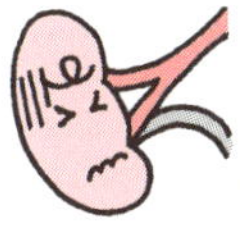

腎機能が高度低下～末期腎不全
G4（GFR 15～29）、G5（GFR 15未満）

エネルギー
適正な摂取エネルギー量を守る（1日25～35kcal*1推奨）。

塩分
1日6g未満に抑える。*2

たんぱく質
1日0.6～0.8g*1に抑える（透析開始後は0.9～1.2g）。

進行や病状によって、リンやカリウムの制限も必要になる（P72～75参照）

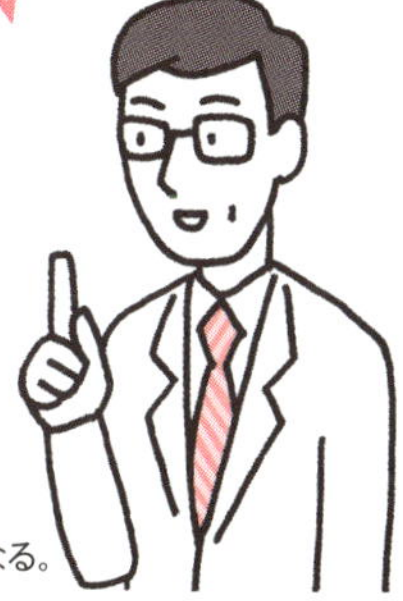

*1 標準体重1kg当たりの数値。1日の必要量は個々の活動量や体重、性別により異なる。
*2 過度の減塩もよくない。1日3g未満にならないように注意。

特効ルール **食事**

チェックテストで自分の改善点をつかむ

忙しい毎日の中では、バランスのよい食事は難しいでしょう。よくない食習慣は腎臓ばかりでなく、体のさまざまな不調へとつながりかねません。この機会に、正しい食習慣を身につけましょう。

「1日3食、ゆっくり、食べすぎない」

当たり前の食事に立ち返る

腎機能を低下させないためには、これまでの食習慣を見直します。

まず、これまでの自分の食生活を振り返ってみて、その問題点に「気づく」ことから始めます。ポイントは、適正なエネルギー、塩分、脂質です。ひとつひとつ修正しましょう。

基本は、規則正しい1日3回の食事を、ゆっくりよく噛んで食べること、そして食べすぎないことです。こうした当たり前の食習慣に修正するだけでも、腎臓への負担を軽くできます。

自分の食習慣をチェックしてみよう

☑ 朝食は食べない。食事の時間は日によってバラバラ

朝食を抜くと、昼食や夕食の量が増えるなど、食事のリズムがくずれがち。

↓

こう改善!

1日3食（朝食、昼食、夕食）、食事の時間を決めておく。

☑ 朝食をあまり食べない分、夕食をがっつり

まとめ食いは量が多くなりがち。肥満の原因になる。

↓

こう改善!

1日3食を守り、できるだけ均等な量を食べるようにする。

☑人とくらべて食べるスピードが早い

早食いは満腹感を得にくく、多く食べてしまいがち。

こう改善！

ひと口ずつ口に入れ、よく噛み料理を味わう。

☑毎日お酒を飲む

飲みすぎは食べすぎにもつながり、エネルギーのとりすぎに。尿酸値も不安。

こう改善！

お酒は適量を守ってほどほどに（P94 参照）。

☑満腹にならないと食べた気がしない

満腹まで食べると食後の血糖値が上がりやすく、食べる量も多すぎる。

こう改善！

腹８分目を心がける。ただし、間食が増えては意味がない。

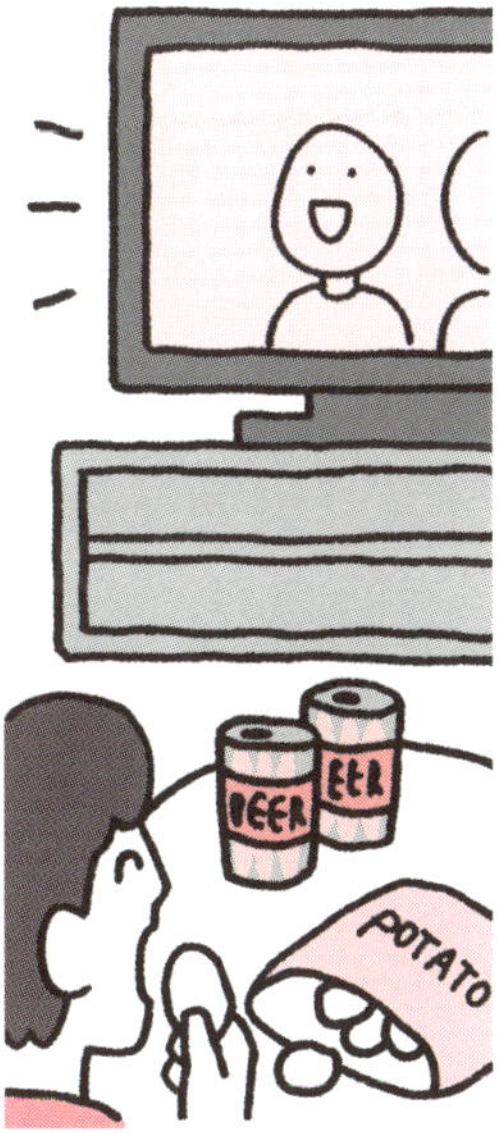

テレビを見ながらなど「ながら食い」も、量が多くなりがち。

☑食事は外で食べることが多い

外食は一般に味つけが濃く、エネルギーも高い。

こう改善！

弁当を用意するなど、外食の回数を減らす（P58～61 参照）。

☑味つけは濃いものが大好き

味の濃いものは食塩が多く高血圧などを招く。腎臓にも負担をかける。

こう改善！

調理の際、調味料などをひかえて薄味に慣れる（P48～57参照）。

炭水化物や油ものへの偏りをなくす

腎機能を守るための食事を考えるとき、栄養成分の基本知識があるとスムーズです。特に肥満対策のため、エネルギーになる糖質、脂質、たんぱく質の区別をしっかりつけておきましょう。

エネルギーのバランスは、**糖質、脂質、たんぱく質**をチェック

慢性腎臓病やそれに関連する高血圧、肥満対策では、食事のエネルギー量を適正にします。多すぎも少なすぎもよくありません。

エネルギーとなる栄養成分は、糖質、脂質、たんぱく質です。適正な摂取エネルギー量のバランスは、糖質（炭水化物）60％、脂質20～25％、たんぱく質15～20％とされます。

どんな食品にどれくらい、これらの栄養成分が含まれているかを知ることが、食事による腎機能改善の第一歩です。

エネルギーとなる3つの栄養成分

糖質

活動のエネルギーとなる。吸収されるとすぐに使われるのが特徴。多すぎると、体脂肪として蓄えられる。食物繊維と合わせ「炭水化物」という。

●多く含む食品の例

米、パン、めん類、いも類、砂糖、果物

いずれも体に必要な成分。ただし、とりすぎはよくない

脂質

活動のエネルギーとなる。また、神経組織や細胞膜、ホルモンなどの材料となり、多すぎると、体脂肪として蓄えられる。

●多く含む食品の例

肉、魚、バター、植物油、菓子

脂質異常症にかかわるコレステロール（P78参照）は脂質の一種。

たんぱく質

筋肉や皮膚、内臓などの材料となり、活動のエネルギーともなる。老廃物を生じ、腎臓を通じて排出される。

●多く含む食品の例

肉、魚、卵、大豆製品、乳製品

たんぱく質の老廃物の1つにクレアチニン、BUNがある。これは腎機能を示す指標とされている（P11参照）。

BMIを計算して25以上なら今すぐダイエットを

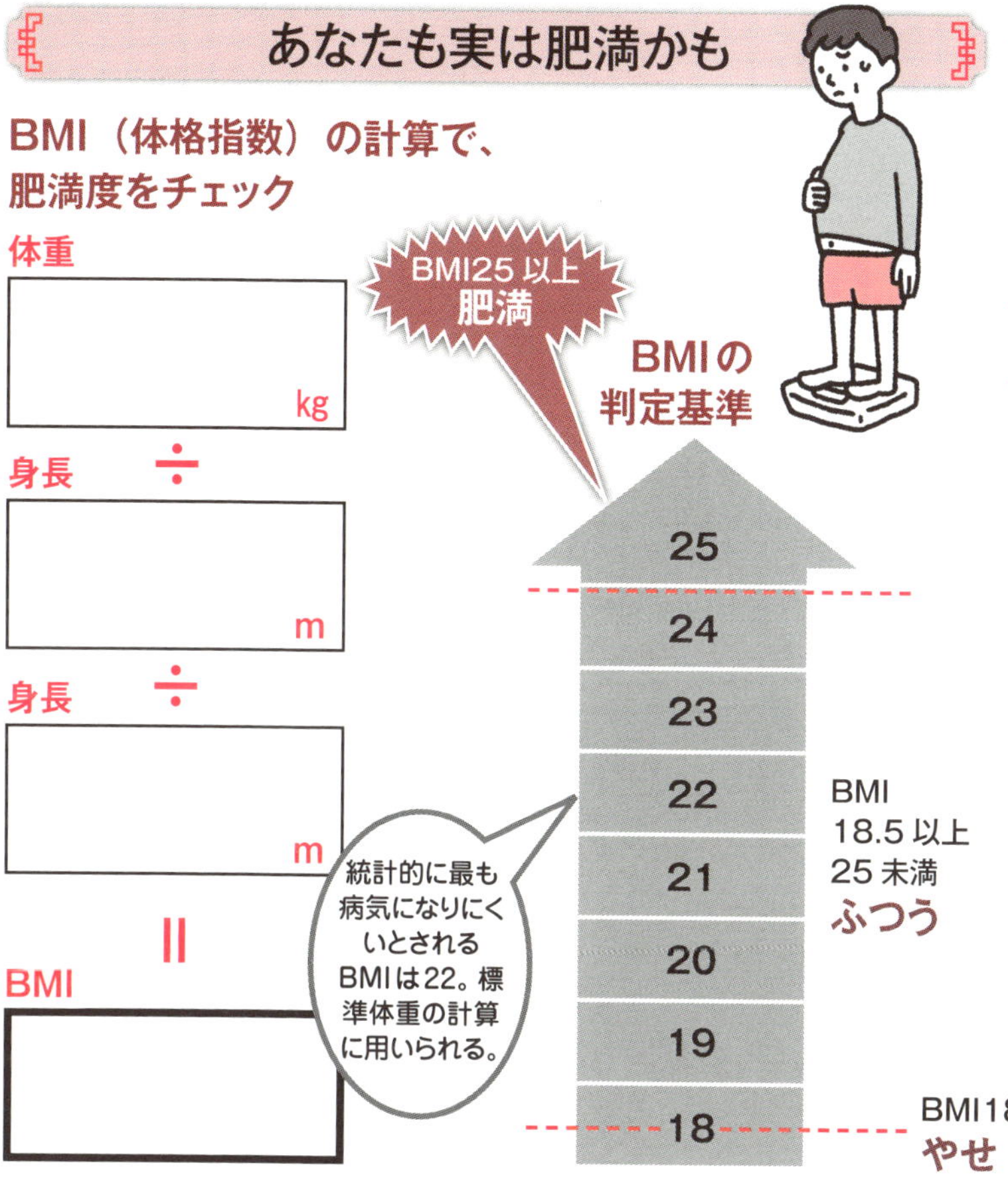

日本人は過食傾向にあり、生活習慣病に関連する慢性腎臓病では、多くの場合、エネルギーのとりすぎが問題になります。エネルギーのとりすぎによる肥満は、それだけで慢性腎臓病を進行させる危険因子です。

肥満はＢＭＩ（体格指数）という基準で判断できます。簡単な計算なので、自分の肥満度をチェックしてみましょう。ＢＭＩが25以上であれば肥満です。ＢＭＩが22となる体重が、統計的に最も病気になりにくい標準体重とされています。

ＢＭＩを22に近づけようとするとき、やみくもに食べる量を減らすのではなく、栄養バランスを考えることが必要です。さまざまな食品から、ミネラル、ビタミン、食物繊維など、必要な栄養成分を確保します。

同時に適度な運動により、エネルギーを消費することも必要です。

特効ルール 食事

正しい体重に近づけて腎機能を安定させる

肥満がある場合、食べすぎを防ぎ健康な体重を維持するのが、腎機能を低下させない方法の1つです。そのためには自分の適正なエネルギー量のめやすを知って、食事の量や内容を具体的に点検していきます。

まずは現在の体重の5%ダウンを目標に食事バランスを見直す

腎機能を守る、太りすぎの解消には、BMI22の達成を目標とします。

まずは、現在の体重の5%ダウンを目標にします。この目標を達成できたら、次はBMIによる標準体重に近づける減量に挑戦します。このとき、自分にとっての適正なエネルギー量（左ページ参照）を知っておくと便利です。

ごはんはおかわりしない、間食はしない、揚げ物を減らすといった簡単にできる改善策から始めていきましょう。

「体重5%ダウン」から始める

肥満の人は、まず3〜6カ月で現在の体重の5%ダウンをめざす。

現在の体重の5%を計算する

現在の体重 [　　　kg] ×0.05＝ 減量目標 [A　　　kg]

3カ月など期限を決めて、食事や運動により、少しずつ体重を減らしていく

参考

エネルギーはこれだけ減らす

[A　　　kg] ×7000kcal＝ 減らすエネルギー [B　　　kcal]

（体重を1kg減らすのに必要なエネルギー量）

[B　　　kcal] ÷ 90日 ＝ 1日に減らすエネルギー [　　　kcal]

（3カ月で達成する場合）

理想的な体重＝標準体重の達成は腎機能の安定に大きく役立つ

標準体重をめざす

右ページの体重5%減が達成できれば、次は BMI による標準体重をめざす。

目標体重（標準体重→BMIによる適正な体重）を計算する

身長［　　　　m］×身長［　　　　m］×22（BMI：最も標準的とされる BMI）

＝目標体重（標準体重）［C　　　　kg］

参考　適正エネルギーはこうすればわかる

目標体重（標準体重）（上下 10%の範囲で幅を持たせてよい）［C　　　　kg］×25～35kcal（標準体重 1kg 当たりの推奨摂取エネルギー量）

＝1日当たりの適正な摂取エネルギー量［　　　　kcal］

肥満の場合は20～25kcal。推奨摂取エネルギー量は、1日の活動量の目安（身体活動量）や年齢、性別、糖尿病の有無などにより異なる。医師と相談して決める。

このエネルギー量を守って標準体重をめざす

計算例　身長 170cm、推奨摂取エネルギー量 32kcal の男性の場合

1.7×1.7×22＝63.58kg≒64kg（標準体重）

64kg×32 kcal＝2048kcal

この人の、1日当たりの適正な摂取エネルギー量は

2048kcal（±2.5%=2000～2100kcal）

減量の注意ポイント

できるだけ、3食とも均等にとる。

脂質、糖質（炭水化物）、たんぱく質をバランスよくとる（P32参照）。

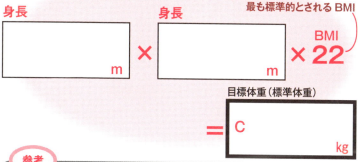

特効ルール 食事

肥満を改善して腎機能低下を防ぐ

腎機能を低下させないため、肥満がある場合には、減量目標や適正エネルギー量に近づけるため、ふだん食べているものが、どのくらいのエネルギー量なのか知っておきましょう。

肥満を改善すれば 腎臓の負担は軽くなる

エネルギーのとりすぎは高血圧や肥満を招き、肥満は腎臓に負担をかけます。エネルギー量を減らすには、日常的に食品のカロリー表示に注意し、よく食べるものはカロリーブックなどでエネルギー量を調べて、勘を養いましょう。エネルギー量が多いメニューは、食べる量や回数を少なくして肥満の改善につとめましょう。

たとえば、下図は100kcalのボリューム感の例です。この量を減らすと、100kcalをとらずにすむわけです。

「100kcal」はこれくらい

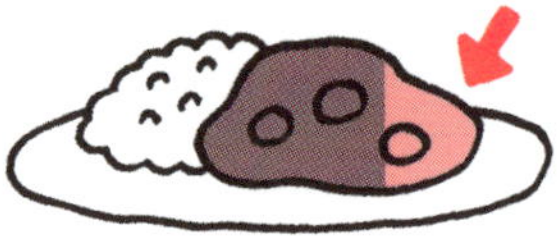

カレーライス➡ 1/8 皿
（1皿 810kcal）

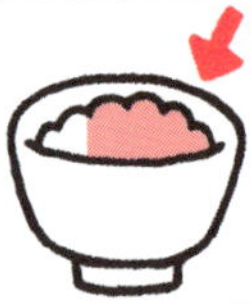

ごはん ➡小盛り 2/3 杯
（茶わん1杯 160kcal）

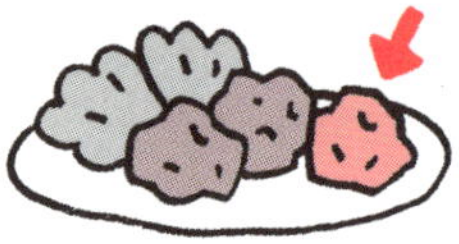

からあげ➡1個
（1個 110kcal）

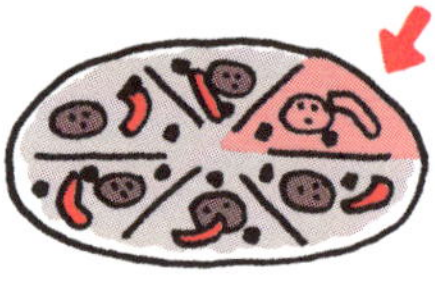

ピザ（M サイズ・直径 20cm）
➡ 1/6 切れ（1枚 570kcal）

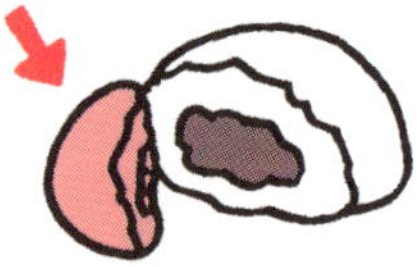

肉まん➡ 1/3 個
（1個 310kcal）

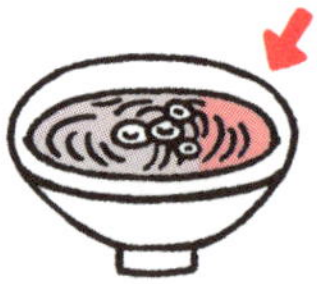

かけそば➡ 1/3 杯
（丼1杯 340kcal）

食事のとき、この量を減らせば、エネルギーを100kcal減らせる

（腎疾患重症化予防のための戦略研究〈FROM-J〉
栄養支援ワーキンググループ「生活・食事指導マニュアル」より）

和食メニューを取り入れれば 自然とエネルギー量を減らせる

和食メニュー３つのポイント

❶主食、主菜、副菜、汁物の組み合わせにより、多くの種類の食品をとれる。

❷野菜や海藻、豆類、きのこなど、食物繊維を含む食品が多い。

❸肉や油をたくさん使ったメニューが少ない。

主食
パンよりごはんのほうが含まれる塩分は少ない。玄米や胚芽米にすれば食物繊維もたくさんとれる。

副菜
できれば2品以上用意して、ビタミン、ミネラルなど、不足しがちな栄養素を補うとよい。

主菜
肉より魚のメニューのほうが脂質を抑えられる。肉を食べるときは、副菜などで栄養バランスを整えることもできる。

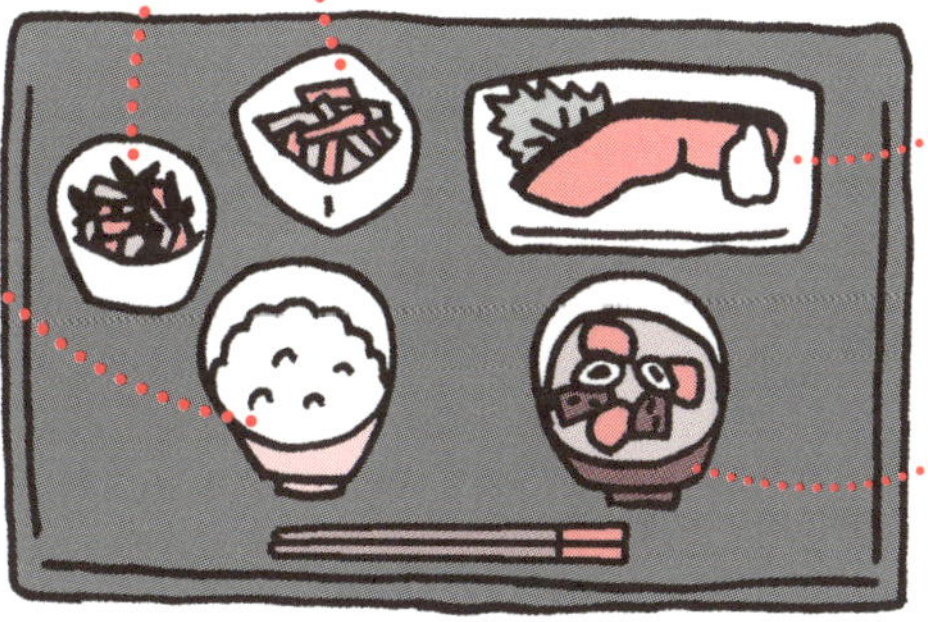

漬け物は塩分が多いため避ける。

汁物
具だくさんにすれば、野菜などをたっぷりとれる。ただし、みそ汁は塩分が多いため、1日1回に。

和食は、肉や油を使った高エネルギーのメニューが少なめで、低エネルギーの食物繊維を多く含む食品を豊富に食べられます。**主食、主菜、副菜、汁物で構成される理想的なバランス食です。**

きんぴらごぼうや筑前煮など、いわゆる「おふくろの味」をふんだんに取り入れ、さらに新鮮でおいしい旬の食品を使えば、食事を楽しみながら減量に取り組めるでしょう。

ただし、和食メニューは比較的多くの塩分を使います。腎機能対策としては、漬け物は食べないなど、塩分を抑える和食アレンジの工夫が必要です。

特にみそ汁には、多くの塩分が含まれているため、1日1回とします。調理の際は、塩やしょうゆの量をひかえ、減塩しょうゆや他の味つけも活用します（P52参照）。

特効ルール 食事

バラ肉よりもも肉のほうが腎臓にやさしい

肉は、脂質やコレステロールが多く、とりすぎは脂質異常症を招き、腎臓にもよくありません。とはいえ、たんぱく質をとるための大切な食品です。脂質の量は、肉の種類や部位、調理の工夫で抑えられます。

部位を変えると脂質の量は大きくダウン

肉はたんぱく質をとるための大切な食品です。しかし、食べる部位によっては脂肪が多く高エネルギーです。肉（の脂身）をとりすぎると、脂質の一種であるコレステロールが全身の血管を傷めます。その結果、血管の集まる腎臓の機能の低下を招いてしまいます。

種類や部位により、脂質やエネルギー量は異なります。たとえば、牛肉は霜降りより赤身、鶏肉は手羽よりささみにすることで、脂質を減らすことができます。

ヒレ、もも、ささみは脂質が少なめ

（100gあたりの脂質量〈g〉とエネルギー量〈kcal〉）
いずれも脂身つき生肉

	高		低
牛肉	バラ 39.4g（426kcal）	肩ロース 26.4g（318kcal）	ヒレ 11.2g（195kcal）
豚肉	バラ 35.4g（395kcal）	ロース 19.2g（263kcal）	もも 10.2g（183kcal）
鶏肉 ※若鶏	手羽 14.3g（210kcal）	もも（皮なし）* 5.0g（127kcal）	ささみ 0.8g（109kcal）

*皮つきだと14.2gにアップ

できるだけ 高 より 低 の部位を選ぶ

（数値は「日本食品標準成分表2015年版（七訂）」より）

調理法を変えると脂質ダウン&腎機能悪化予防に

おいしく脂質を減らす３大ポイント

1 肉を買うときは脂質の少ない種類や部位を選ぶ

2 調理の前にできるだけ脂身を取っておく

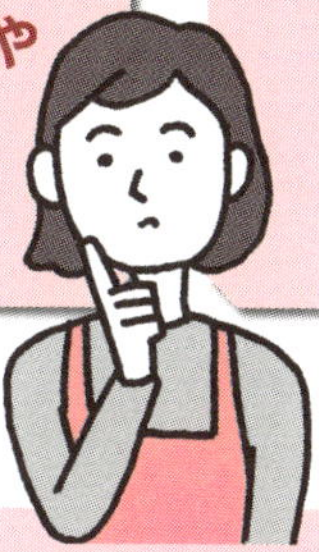

3 調理は「煮込む」「揚げる」より「焼く」「ゆでる」

煮込む △
味が濃くなり、塩分が高くなりがち。

揚げる △
衣が油を吸って、その分エネルギー量が増えてしまう。

ゆでる ○
よけいな脂を落とせる。ゆですぎると肉がパサついてしまうので注意する。

焼く ○
網焼きや蒸し焼きにすれば、調理時の油が不要。脂は落とすことができる。蒸し焼きにすれば、肉のうまみを残せる。フライパンはフッ素樹脂加工のものを使えば、調理時の油は少なくてすむ。

肉を食べるときは、調理のしかたによっても脂質を減らせます。ゆでる、焼くなど、余分な肉の脂を落とせる調理法がおすすめです。

調理に使う油は、目分量ではなくはかって使います。オリーブ油やごま油なら、コレステロールを減らす働きが期待できます。

また、たんぱく質制限などでエネルギーを十分とれないときは、脂質で補うこともあります（P68参照）。

なお、ソーセージやベーコンなどは塩分が多いので食べすぎに要注意です。

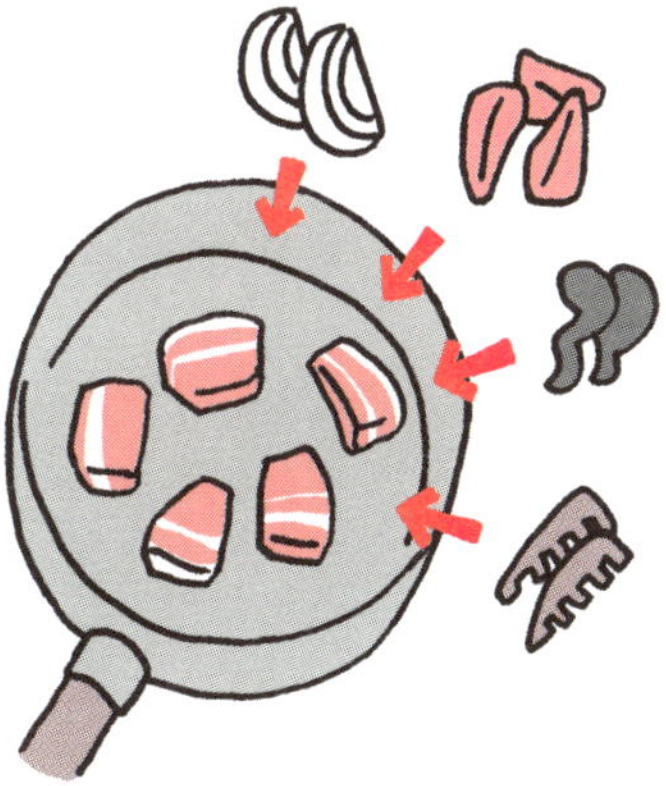

野菜やきのこなどを一緒にたくさん使えば、肉が少なくてもボリューム感が出て、満足度は高くなる。

特効ルール　食事

野菜を食べて腎臓の血管を守る

腎臓を守るためには食物繊維をとってエネルギーのとりすぎを防ぎます。食物繊維をとれる野菜をたくさん食べましょう。また、食事の際、野菜から食べ始めることで食べすぎを防ぐこともできます。

適度に食べることで体重や腎臓の数値改善が期待できる

野菜は低エネルギーで（脂質をほとんど含まない）、食物繊維がふんだんに含まれているため、減量には最適な食品です。

食物繊維には、脂質の吸収を抑える、血糖値の上昇をゆるやかにする、有害物質を吸着・排出するなど、さまざまな健康効果があります。

ほうれんそう、ピーマン、にんじん、トマトなどの緑黄色野菜には、β-カロテンやビタミンB群が多く含まれています。抗酸化作用により血液をサラサラにしたり、脂質や糖質の代謝を助けてくれます。**動脈硬化対策となり、腎臓の血管を守る効果が期待できます。**

なお、野菜にはカリウムも多いため、腎臓病の進行具合によっては一定の制限が必要になります（P72参照）。もっとも、初期の段階では、医師から指示がない限り、特に考える必要はありません。

健康効果がいっぱい

脂質をたまりにくくする
コレステロールや中性脂肪など脂質の吸収を抑え、肥満の予防になる。

血糖値の急な上昇を防ぐ
糖質の吸収を遅らせ、高血糖の予防になる。

便通を改善させる
腸内細菌のバランスを整え、腸の働きをよくする。

動脈硬化を防ぐ
野菜に多く含まれるビタミンは、血管によい効果を及ぼす。

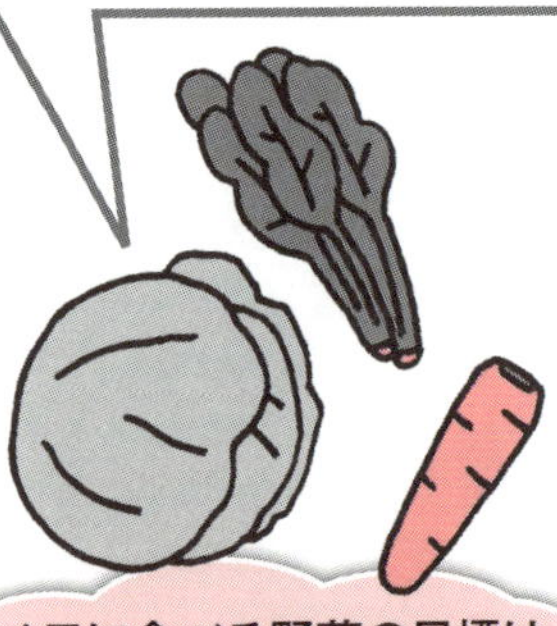

1日に食べる野菜の目標は
350g（生野菜の場合）

他の食材と合わせたり、スープにしたり。工夫して腎臓の血液をサラサラに

野菜をたくさん食べる 4つのコツ

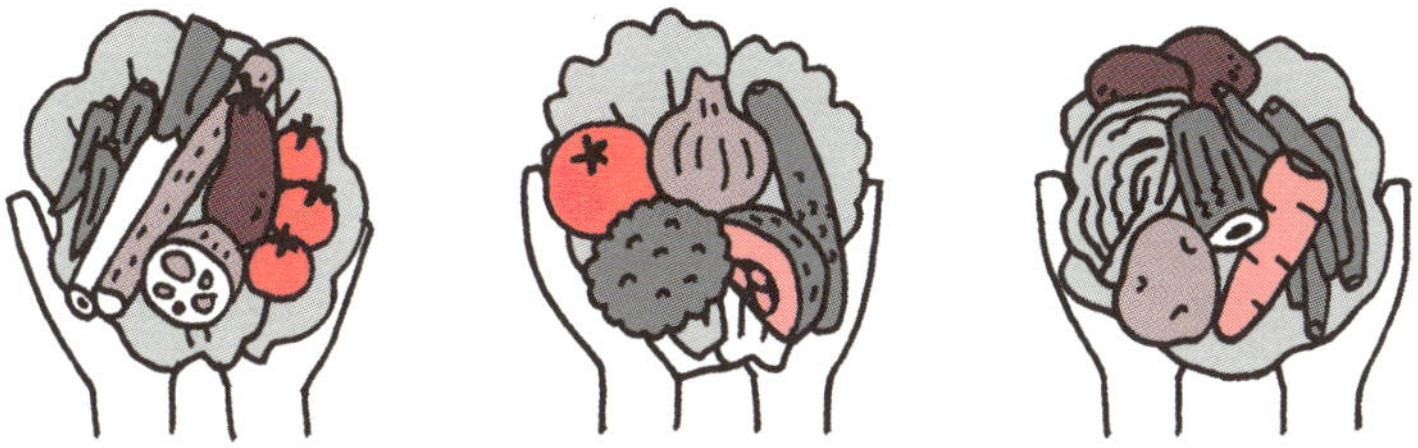

1日約350g➡毎食、生なら両手いっぱい、加熱した野菜なら片手いっぱい。いろいろな工夫をして、楽しみながらとる

1 加熱してカサを減らす
温野菜サラダ、野菜炒めなど、火を通すとぐっとカサが減るので食べやすい。

2 副菜に活用する
きんぴらごぼう、筑前煮、ほうれんそうのごまあえなど。

3 スープやみそ汁に入れる
野菜からスープに流れ出たビタミンなどを、逃がさずとることができる（薄味に）。

4 肉や魚の料理に生かす
主菜に野菜を添えたり、ハンバーグに野菜を混ぜ込むなど。

厚生労働省では、生野菜の状態で、1日350gをとることを推奨しています（緑黄色野菜と淡色野菜で1対2）。多く食べるほど、それだけ動脈硬化対策となり、腎臓の血管にもよい効果があります。しかし、簡単に食べられる量ではありません。

野菜は加熱することで大きくカサを減らせるので、ゆでる、炒めるなど、調理の工夫をします。ただし、加熱するとビタミンが失われるため、一定の生野菜も必要です。

同じ野菜でも、モロヘイヤやごぼうは特に食物繊維が豊富で、かぼちゃはエネルギー量が高め。こうした違いも知っておきましょう。

また、食事の際は「ごはんよりまず野菜から食べる」という習慣をつけましょう。食べすぎないうちに満腹感を得やすく、減量効果が高まります。

特効ルール　食事

食物繊維で肥満を改善、腎臓の負担を軽減

食物繊維は、必要量を確保するのはなかなかたいへんです。野菜の他に食物繊維をとれる食品を確認しましょう。海藻やきのこなら、ほとんどエネルギーもありません。

食物繊維は**野菜以外から**もとって腎臓の負担軽減に役立てる

厚生労働省の食事摂取基準（2015年版）によると、1日に必要とされる食物繊維の量は、成人男性で20g以上、成人女性で18g以上です。

食物繊維をたくさんとることで、肥満を防ぐとともに、腎臓への負担を小さくできますが、野菜だけでは十分な食物繊維を確保するのは難しいでしょう。

野菜以外にも、いも類や豆類、海藻、きのこ、果物など、食物繊維を多く含む食品はたくさんあるので、こうした食品を、積極的に活用します。

食物繊維の多い食品（例）

モロヘイヤ
100g／5.9g

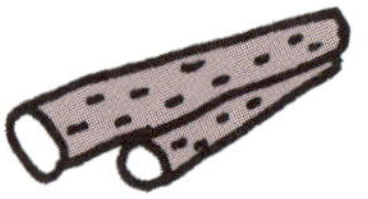

ごぼう
100g／5.7g

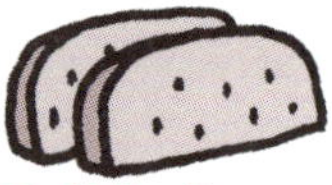

ライ麦パン
100g／5.6g

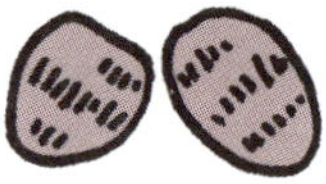

さといも
100g／2.3g

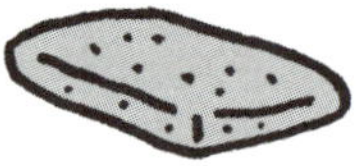

こんにゃく（精粉）
100g／2.2g

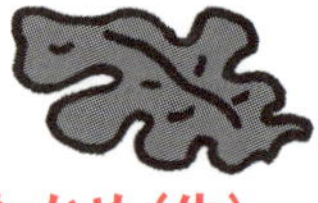

わかめ（生）
100g／2.9g

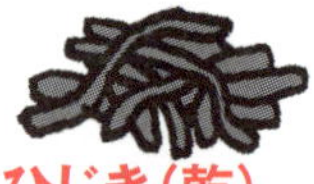

ひじき（乾）
10g／5.2g

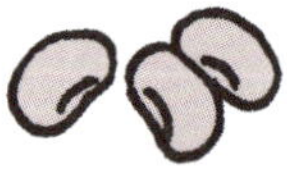

大豆（乾）
10g／2.2g

ぶなしめじ
100g／3.0g

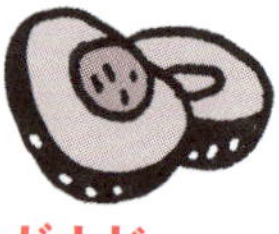

アボカド
100g／5.3g

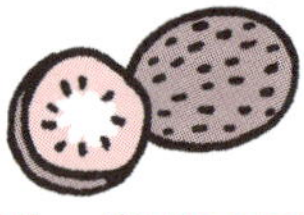

キウイフルーツ（緑肉腫）
100g／2.5g

（数値は「日本食品標準成分表2015年版（七訂）」より）

海藻やきのこ、こんにゃくなら摂取エネルギーを簡単に減らせる

食物繊維を多く含む食品の中でも、海藻やきのこ、こんにゃくは、成分のほとんどが水分なので、エネルギーを気にせずすみます。腎臓の血管にもよい効果があり、低たんぱく食（P68参照）にも活用できます。

海藻やこんにゃくに多く含まれる水溶性食物繊維には、コレステロールの吸収を抑える作用もあります。

海藻やきのこは種類も多いため、酢の物やスープ、肉や魚介類のおかずにプラスするなど、腎機能改善の献立に役立てましょう。

他の栄養成分も期待できる

海藻

わかめ、ひじき、こんぶ、のり、もずくなど。

低エネルギーで、コレステロールの吸収を抑える水溶性食物繊維が豊富。β-カロテンやヨウ素などのミネラルやビタミンも多く含んでいる。

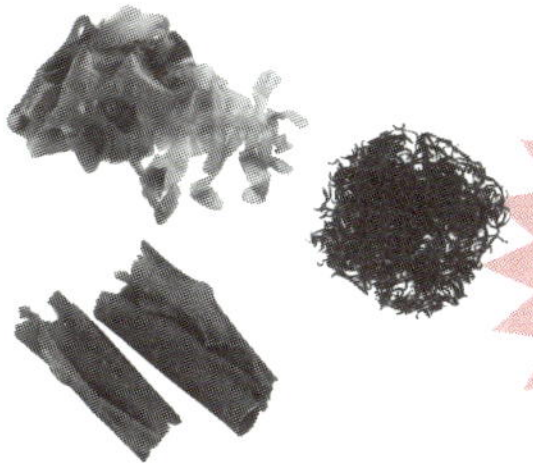

エネルギー量（例）
わかめ（生）
100g／11kcal

使い方
汁物の具材の他、サラダにも使いたい。酢の物なら酢による血行促進も期待できる。

きのこ

しいたけ、えのきだけ、しめじ、なめこ、きくらげ、エリンギなど。

水分が約90％の低エネルギー食品。不溶性食物繊維を多く含み、多く噛む必要があるので満腹感を得やすい。ビタミンB群やビタミンDなどの有効成分を多く含んでいる。

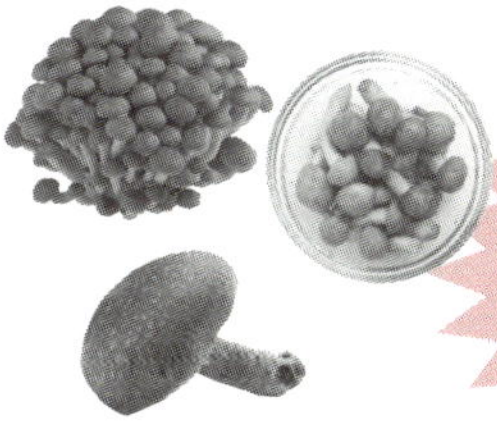

エネルギー量（例）
しいたけ
100g／19kcal

使い方
スープにすると流れやすい有効成分をもらさずとれる。炒め物に使うとボリューム感を出せる。

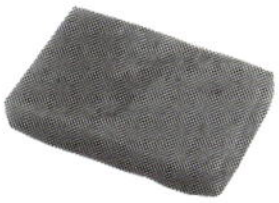

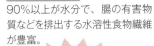

こんにゃく

90％以上が水分で、腸の有害物質などを排出する水溶性食物繊維が豊富。

エネルギー量
こんにゃく（精粉）
100g／5kcal

使い方
他の食品と組み合わせて食物繊維の確保に役立てる。

特効ルール **食事**

魚の「よい脂」で腎機能への悪影響を抑える

脂質には動物性、植物性などの種類がありますが、いずれもとりすぎはよくありません。注目したいのは、魚に多く含まれるDHAとEPAです。1日に1回は魚のメニューを食べましょう。

サラダ油でもオリーブ油でもとりすぎは腎臓によくない

減量には「油」に注意します。バターやラードなどの動物性脂肪には、コレステロールなどを増やす飽《ほう》和《わ》脂肪酸が多く含まれます。サラダ油やオリーブ油などの植物性脂肪には、コレステロールを減らす不《ふ》飽《ほう》和《わ》脂肪酸が多く含まれます。

動脈硬化を予防して、腎機能への悪影響を抑えるには、不飽和脂肪酸をとる必要があります。ただし、飽和脂肪酸を避けるのではなく、不飽和脂肪酸とバランスよくとることが必要です（1対2程度）。

なお、植物性脂肪であっても当然高エネルギーです。とりすぎには注意します。

とりたい油とひかえたい油

脂肪酸の種類		多く含む油	
飽和脂肪酸		動物性脂肪に多い。肉の脂、ラード、牛乳、バター、チーズなど	とりすぎ注意
不飽和脂肪酸	一価不飽和脂肪酸	植物性脂肪に多い。オリーブ油、キャノーラ油（ナタネ油）など	とりすぎ注意
不飽和脂肪酸	リノール酸（n-6系）	植物性脂肪に多い。ベニバナ油（サフラワー油）、綿実油、コーン油、ひまわり油など	とりすぎ注意
不飽和脂肪酸	α-リノレン酸（n-3系）	魚の脂（DHA、EPA）、シソ油、エゴマ油など	積極的にとる（左ページ参照）

注・サラダ油とは、キャノーラ油やベニバナ油、綿実油、コーン油、ひまわり油、これらのブレンドなど、一定の植物油のこと。

青背の魚には腎臓によい脂が多い。白身魚なら低エネルギー

魚に含まれる脂は、ＥＰＡ（エイコサペンタエン酸）やＤＨＡ（ドコサヘキサエン酸）という不飽和脂肪酸の一種です。**魚の脂は血中のコレステロールを減らし、動脈硬化の予防、慢性腎臓病対策に役立ちます。**

特に青背の魚に、ＥＰＡやＤＨＡが多く含まれます。また、魚は良質のたんぱく質の確保にも有効です（Ｐ66参照）。積極的に食べましょう。エネルギーを考慮して、比較的低エネルギーの白身魚もバランスよく食べます。

魚は酸化しやすいため、できるだけ鮮度のよいうちに食べましょう。また、刺身やマリネなど、生で食べれば、含まれる成分を１００％とることができます。

旬の魚なら栄養価が高く味もよい

冬

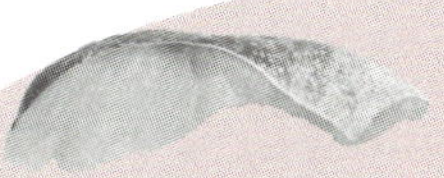

たら（まだら）
100g／77kcal
EPA24mg・DHA42mg

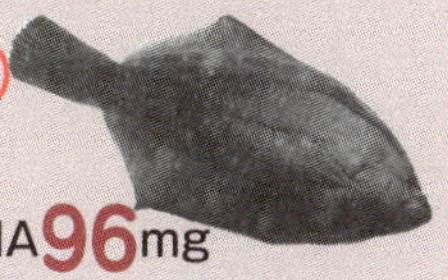

かれい（まがれい）
100g／95kcal
EPA180mg・DHA96mg

春

にしん
100g／216kcal
EPA880mg・DHA770mg

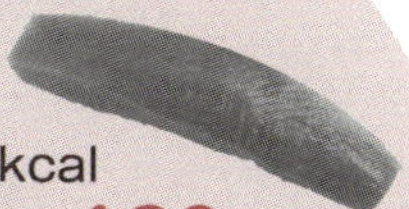

かつお
100g／114kcal
EPA39mg・DHA120mg

秋

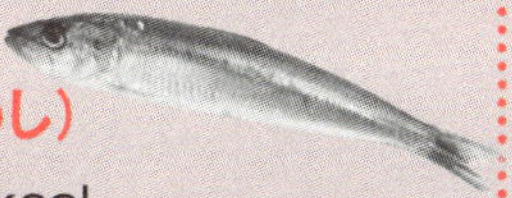

いわし（まいわし）
100g／169kcal
EPA780mg・DHA870mg

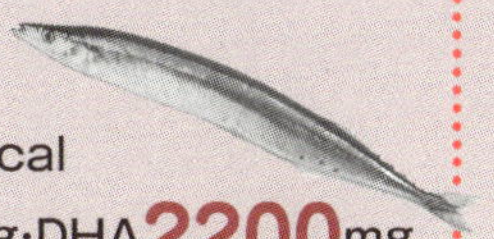

さんま
100g／318kcal
EPA1500mg・DHA2200mg

夏

たちうお
100g／266kcal
EPA970mg・DHA1400mg

あゆ（天然）
100g／100kcal
EPA89mg・DHA58mg

旬の魚は手に入れやすく味もよい。ただし、脂がのっていて高エネルギーの場合もあるので、食べすぎには注意する

注・すべて生。数値は「日本食品標準成分表2015年版（七訂）、脂肪酸成分表編」より。旬は一例。地域などによっても異なる。

特効ルール　食事

豆腐や納豆はコレステロール値も下げられる

慢性腎臓病の人が注目したいのが、豆腐や納豆などの大豆製品です。エネルギーや脂質の問題が小さく、植物性ですが良質のたんぱく質が多い食品なので、安心して食べられます。

1日1回の大豆製品で動脈硬化を防ぐ

大豆や大豆製品には、不飽和《ふほうわ》脂肪酸やサポニン、レシチンなど、コレステロールを下げる働きのある成分が含まれています。特に肥満や脂質異常症の人は積極的にとります。動脈硬化を防ぐことは、腎機能の維持にも役立ちます。

さらに、良質のたんぱく質（P66参照）が多い優良食品です。低エネルギーで低コレステロール、食物繊維も豊富です。

1日に1回は、大豆製品でたんぱく質をとるとよいでしょう。

大豆製品の栄養メリット

良質のたんぱく質を多くとれる。

アミノ酸スコア	大豆	86
	納豆	84

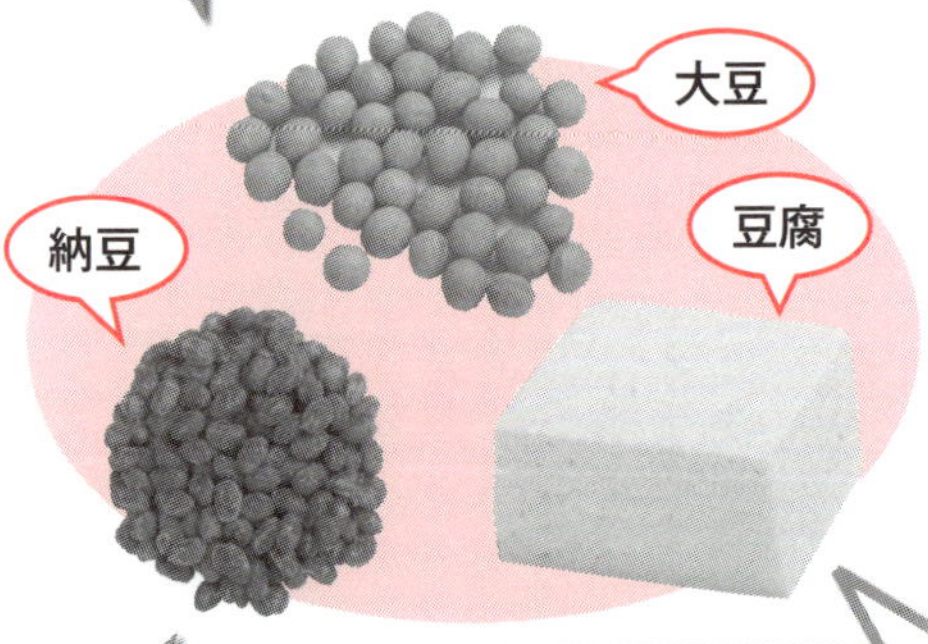

食物繊維が豊富

食物繊維が多く、低エネルギーのため、摂取エネルギーを減らすことができる（P42参照）。

コレステロール値を下げる作用がある

大豆製品に多く含まれる不飽和脂肪酸やサポニン、レシチンは、それぞれコレステロール値を下げる働きがある。

大豆製品のバリエーションは腎臓病の食事療法に欠かせない

食事療法を行うとき、**大豆や大豆製品がありがたいのは、その種類の豊富さです。**納豆、おから、豆腐などはさまざまな料理に活用できます。

豆腐は、麻婆豆腐やゴーヤーチャンプルー、肉豆腐など、おかずの主役にもなります。豆腐ハンバーグはヘルシーなおかずの定番です。他の食品と合わせることで、料理のカサ増しにもなります。

忙しいときには、冷奴、湯豆腐にすれば、簡単に一品増やすこともできます。納豆や豆乳は、時間のない朝などに便利です。

おからをひき肉料理に混ぜ込んだり、きざんだ野菜と一緒にぎょうざの具などに使うと、いつもとは違った味わいを楽しめます。

主菜、副菜、汁物で、大豆パワーを食卓へ

主菜に使えばボリューム感が出る

肉料理に豆腐を混ぜると、エネルギーを抑えられる。

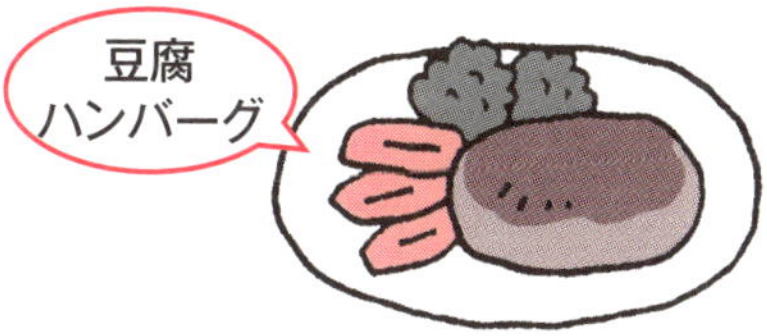

副菜のメニューに困らない

毎日の食卓に変化を出せる。

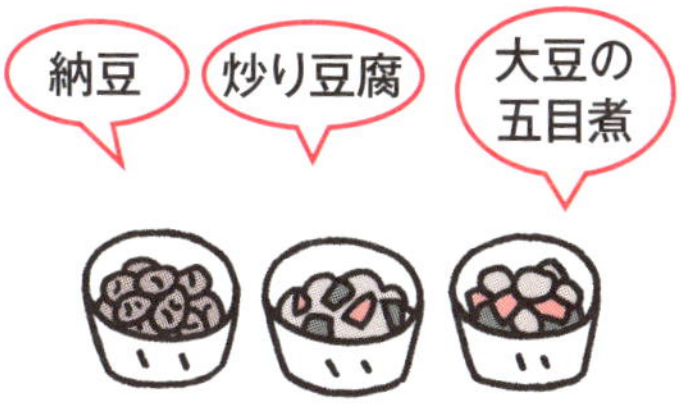

汁物の具に

みそ汁はみそ自体も大豆などを発酵させた食品。ただし、みそには塩分が多いので注意。

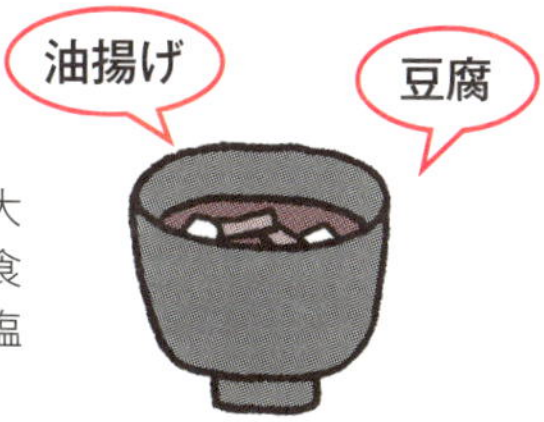

牛乳を豆乳に

コレステロールの摂取量を減らすことができる（豆乳はコレステロールゼロ）。

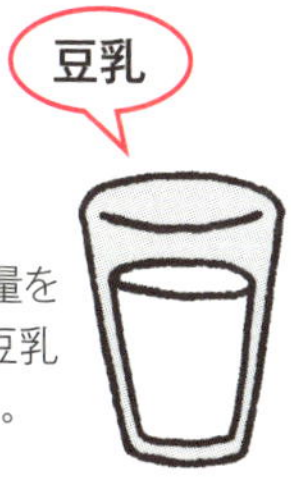

種類がいっぱい。工夫次第でいろいろ使える

納豆
ナットウキナーゼという成分は血栓予防にも。

おから
食物繊維やカルシウムを豊富に含む。

ゆば
豆乳を熱してできる皮膜。幅広く使える。

きなこ
動脈硬化予防になるイソフラボンが多い。

枝豆
ビタミンCがとれる。

生揚げ
ボリューム感たっぷり。油が多めなので注意。

豆乳
豆腐の栄養を、飲んでとることができる。

特効ルール 食事

腎臓のために塩分は「1日6g未満」に抑える

腎臓の機能が下がっている人は、高血圧に注意が必要です。血圧が高いと腎臓の血管も傷めるためです。塩分のとりすぎは血圧を上げる原因の1つです。減塩対策が重要になります。

1日6g未満の塩分は いつもの食事の半分くらい

塩分を多くとるとのどがかわき、水分を多くとるため、体内の水分量が増え、高血圧になります。これは腎臓に大きな負担となります。

塩分のとりすぎは高血圧の原因となり、腎臓の血管を傷めることにつながるのです。こうしたことから、慢性腎臓病の人は塩分の摂取をひかえることが必要になります。

1日の塩分量は、6g未満を基準に抑える必要があります。おおよそ今までの食事から、半分に減らすイメージです。

日本人は塩分をとりすぎ

日本人の食塩摂取量の平均値（20歳以上）

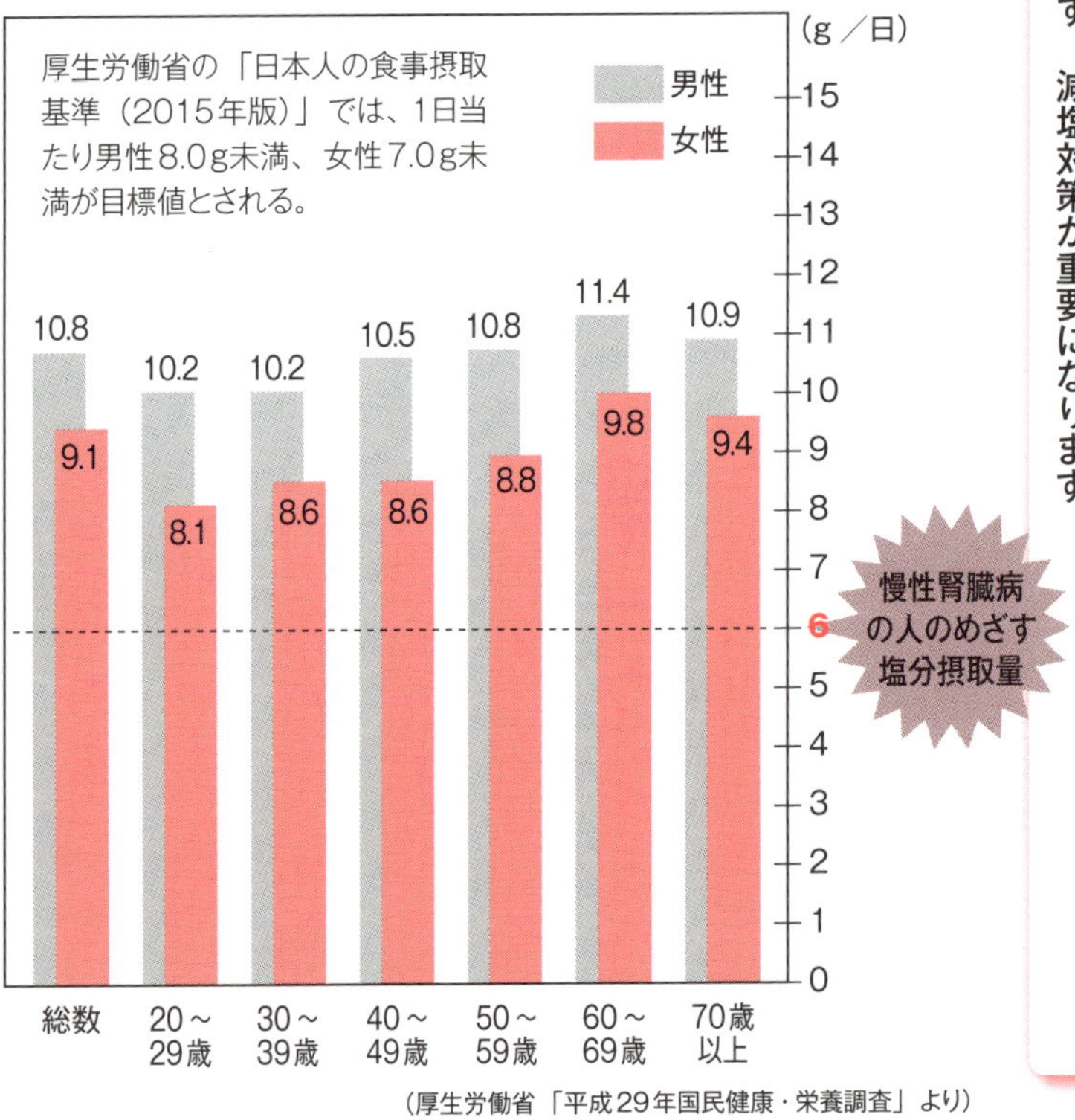

厚生労働省の「日本人の食事摂取基準（2015年版）」では、1日当たり男性8.0g未満、女性7.0g未満が目標値とされる。
男性
女性
（g／日）
0 1 2 3 4 5 6 7 8 9 10 11 12 13 14 15
総数 10.8 9.1
20～29歳 10.2 8.1
30～39歳 10.2 8.6
40～49歳 10.5 8.6
50～59歳 10.8 8.8
60～69歳 11.4 9.8
70歳以上 10.9 9.4
慢性腎臓病の人のめざす塩分摂取量

（厚生労働省「平成29年国民健康・栄養調査」より）

食生活を振り返ってみれば 塩分のとりすぎかどうかすぐわかる

あなたの塩分とりすぎ度をチェック

A

- □ 料理には必ずしょうゆやソースをかける
- □ カレーやおでんなど、煮込み料理が好き
- □ 1日2杯以上みそ汁を飲む
- □ ごはんには漬け物が欠かせない
- □ うどんやラーメンの汁は残さない
- □ ハムやソーセージ、チーズをよく食べる
- □ インスタント食品をよく食べる

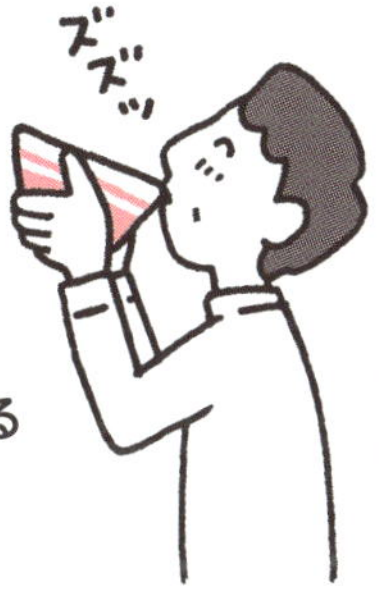

B

- □ 1日2食以上が外食である
- □ 1日に4回以上食事をする
- □ 間食が多い
- □ 満腹になるまで食べる

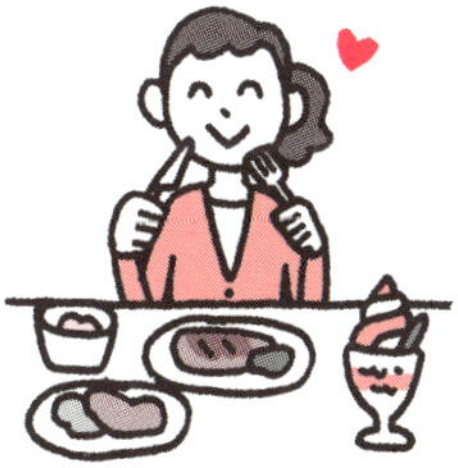

Aは、日ごろ食べている食品に塩分が多い。
Bは、食べすぎから塩分過多になりがち。

A、Bの1つでも当てはまれば塩分のとりすぎかも。複数当てはまるなら今すぐ減塩を。

該当項目を解消して減塩を!

日本人の食生活は、塩分が多くなりがちといわれます。上図のような食習慣のある人は、塩分をとりすぎていると思われます。大切な腎機能をこれ以上低下させないためにも、自分の食生活を見直しましょう。次のページからの対策に、しっかり取り組んでください。

特効ルール　食事

気づきにくい「隠れた塩分」も減らす

腎機能を守るため、塩分の多いものを減らしましょう。このとき食品だけでなく、調味料に含まれている隠れた塩分にも注目します。意外に多くの塩分が隠れています。

調味料に隠れた塩分を知り少しずつ減らしていく

塩分は、食塩の量だけ気をつければよいわけではありません。多くの調味料にも、塩分がかなり含まれています。まずは、日ごろ使っている調味料にどれくらい塩分が含まれているのか把握しましょう。

調味料は、塩分量を考えながら、少しずつ使う量を減らしていきます。量をはかって使う習慣をつければ（P53参照）、正確に減らすことができます。

また、減塩タイプの調味料が増えているので、上手に活用しましょう。

食塩1gを含む調味料の量（めやす）

食塩	小さじ1/6杯（1g）
しょうゆ（濃口）	小さじ1杯（7g）
みそ	小さじ1と1/3杯（8g）
ウスターソース	小さじ2杯（10g）
ケチャップ	大さじ2杯（30g）
マヨネーズ	大さじ4杯（56g）

←小さじ１杯で１日分の量になる

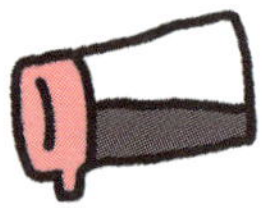

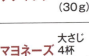

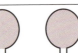

しょうゆは濃口より薄口のほうがやや塩分は多い

この6つの調味料の量を1日に使うと、それだけで1日の目標量（6g）に達してしまうことに

塩分を意識して、できるだけ使用量を減らす

塩分の多い食品を避けるだけでも血圧や腎臓によい効果が期待できる

私たちの食卓は、塩分を多く含む食品に囲まれています。特に加工食品は、製造の過程で食塩が使われていることが多いので要注意です。

干物など魚介類の塩蔵品や野菜の漬け物は注意しやすいのですが、かまぼこなど、塩味をあまり感じない食品にも、意外に塩分の高いものがあります。

食品に含まれる塩分量の知識を持ち、塩分の多い食品を避けるだけでも、血圧を改善し、腎機能の働きを助けることになります。

日ごろよく使う食品や調味料は、塩分量を調べて書き出しておき、冷蔵庫など目につくところに貼っておくと、減塩メニューを考えるときに役立ちます。

塩分の多い危険な食品をおぼえておく

魚介類の塩蔵品

同じ魚なら、できるだけ生のものを選ぶようにする。

例

たらこ（1/2腹・30g）→**1.4**g
あじの干物（1枚・90g）→**1.5**g
塩さけ（ひと切れ・80g）→**1.4**g

漬け物

主に野菜を塩で漬け込んだもの。できるだけ避けたほうがよい。

例

たくあん（ひと切れ・10g）→**0.4**g
白菜キムチ（1/3枚・30g）→**0.7**g
梅干し（1個・10g）→**2.2**g

練り製品

魚のすり身に塩などを加えているため、できるだけ避ける。

例

かまぼこ（ひと切れ・10g）→**0.3**g
ちくわ（1本・60g）→**1.3**g

肉の加工品

塩分が多いだけでなく高エネルギー。

例

ウインナーソーセージ（1本・20g）→**0.4**g
ベーコン（1枚・20g）→**0.4**g
ロースハム（1枚・20g）→**0.5**g

表の食品を食べるのは、1日1回にする（どれか1つを食べたら、その他のものを食べない）

（数値は「日本食品標準成分表2015年版（七訂）」より計算）

特効ルール 食事

塩分は表示チェック&計量で「適量」を知る

加工食品などに表示されている栄養成分表示を見れば、その食品に、どれだけ塩分が含まれているかわかります。調理時に食品や調味料をはかって使えば、塩分のとりすぎを防げます。

食品の栄養成分表示を見て塩分の多いものはひかえめに

食品に含まれる塩分は、パッケージに記載された栄養成分表示を見るとわかります。「食塩相当量」や「ナトリウム」で示されています。

ナトリウムだけが表記されている場合、食塩量＝ナトリウム量ではないので注意しましょう。下の式で食塩量への換算が必要です。

栄養成分表示には、他にもエネルギー量など、さまざまな有用な情報がいっぱいです。腎臓の数値がよくない人は、必ずチェックする習慣をつけましょう。

ナトリウムは食塩に換算

栄養成分表示の例

1袋（100gあたり）の栄養成分	
エネルギー	550kcal
たんぱく質	11.0g
脂質	35.5g
炭水化物	54.0g
ナトリウム	277mg
食塩相当量	0.7g
カルシウム	1.70mg

何gあたりの数値か確認。

この部分に注目する。

食塩相当量の記載がない場合、ナトリウムを下の式に当てはめて計算できる。

ナトリウムの単位がgなら「÷1000」は不要。

食塩相当量（g）＝ナトリウム量（mg）× 2.54 ÷ 1000

すべての食品にあるわけではない

現在、包装などに「カロリー○%オフ」「カルシウム入り」といった表示がある場合に、栄養成分表示が義務づけられている。今後は、すべての加工食品が対象となる予定。

はかるひと手間で腎機能に適した塩分や油の量にできる

腎機能のため、正しく減塩を行うためには、食品や調味料をはかって使う習慣をつけることが大切です。

液体や粉をはかる計量カップ、調味料をはかる計量スプーン、食品をはかるはかりの3つをそろえましょう。使い方にはコツがあるので、上図を参考にしてください。

最初のうちは面倒かもしれませんが、食品や調味料をはかることで、食品や料理に含まれる塩分への感覚が磨かれます。味の濃さから、外食の塩分の多さも実感できるでしょう。

正確な計量に欠かせない「3種の神器」

計量カップ

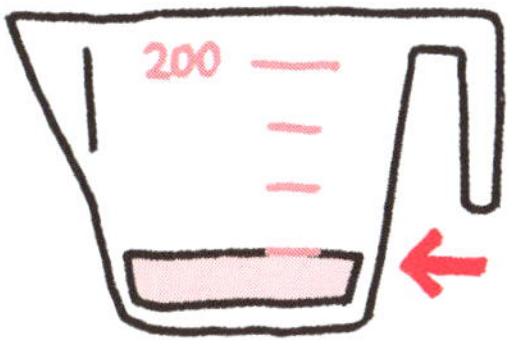

液体をはかるとき

水平に置いて真横から目盛りを見る。

上から見ても正確にはかれるタイプも販売されている。

粉をはかるとき

ふんわりと入れて、軽くゆすってならす（上から押しつけたりしない）。

計量スプーン

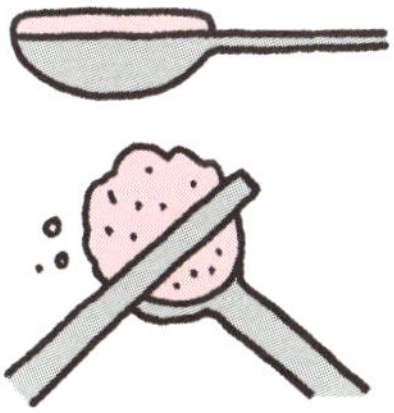

液体をはかるとき

表面張力で盛り上がる程度に入れる。

粉をはかるとき

多めに取って、ヘラの柄などですりきりにする。

大さじは 15mL、小さじは5mL。

小さじより少ない量をはかる計量スプーンがあると、より正確な計量ができる。

はかり

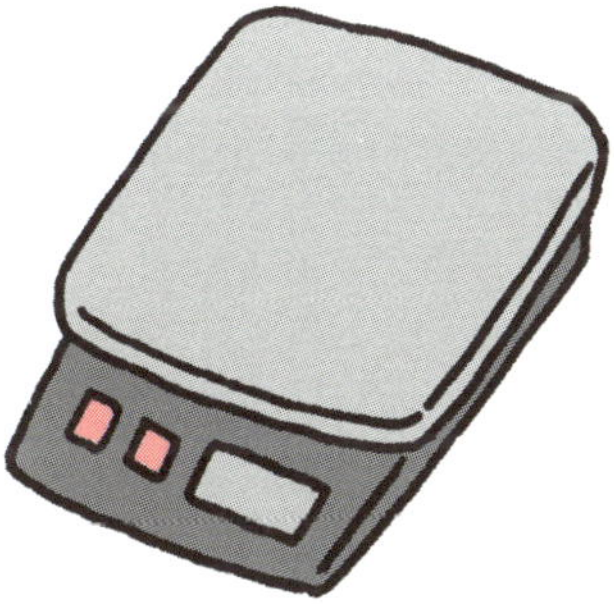

0.1g単位ではかれるデジタルタイプがよい。容器の重さを差し引いて計測できるものもある。

！手ばかりも活用しよう

指2本でひとつまみ
→約**0.3**g

指3本でひとつまみ
→約**0.5**g

こうした分量を知っておくと便利。ただし、指の太さなどにより差があるため、正確な計量の際は避ける。

特効ルール　食事

「おいしい薄味」のレパートリーを増やす

減塩の食事はどうしても味が薄くなり、濃い味つけに慣れていると物足りなく感じます。しかし、料理の味つけにはたくさんのバリエーションがあります。腎臓のためにも、工夫しておいしく食べましょう。

いろいろな味わいを楽しみながら腎臓のために減塩に取り組む

ふだんから濃い味つけに慣れていると、減塩による薄味は物足りなく感じがちです。ただ我慢するのはストレスとなり、ストレスは腎臓にもよくありません。逆に減塩を楽しむ工夫をしてみましょう。

たとえば、新鮮な旬の魚を焼くとき、塩の代わりにキュッとレモンをしぼるだけで、酸味で脂っぽさが消えて、味も引き締まります。

その他、香辛料や香味野菜、だしの活用など、いろいろと試して好みの味を探してみましょう。

味わいのバリエーションを試す

酸味をプラス

焼き魚や野菜サラダなどには、レモンなどの酸味を使えば味が引き締まる。

活用しよう
- □酢
- □レモン
- □ゆず
- □すだち

だしのうまみを活用する

だしのたっぷりきいた煮物やスープは味に深みが出る。食事に集中してじっくり味わいたい。

活用しよう
- □しいたけ
- □かつお
- □こんぶ
- □煮干し
- □鶏がらスープ

香りのよい野菜を使う

香りのよい香味野菜は、料理の味を引き立てる。肉料理の薬味にもふんだんに活用しよう。

活用しよう
- □しそ
- □しょうが
- □にんにく
- □みつば
- □パセリ

辛さで刺激的に

香辛料やスパイスの辛みにより、味にメリハリをつけられる。刺激が強いものもあるので、使いすぎには注意する。

活用しよう
- □わさび
- □からし
- □とうがらし
- □こしょう
- □カレー粉

塩分の少ない調理法で血圧を下げて腎臓を守る

調理のしかたでも、さまざまな減塩の工夫ができます。味が食品にしみ込む「煮る」料理より、表面への味つけですむ「焼く」料理のほうが、塩分の量は少なくてすみます。みそ汁はみその塩分が心配なので、具だくさんにして、汁を減らします。

また、1品だけは通常の味つけにして、その分は他のおかずから塩分を減らすという方法もあります。

計算がおっくうなときは、市販されているレトルト食品や缶詰などの減塩食品を、上手に活用します。

こうした食事の工夫を続けると、食に対する「引き出し」が増えてきます。血圧や腎機能のためになるだけでなく、今までより食事を楽しめるようになるでしょう。

減塩のための調理のアイデア集

アイデア1

焼いて香ばしさを出す

肉や魚は、焼いて焼き目をつけると香ばしくなり食欲が刺激される。網焼きなら脂を落とせる。

アイデア2

少量の油で揚げる

油のエネルギー量に注意が必要だが、揚げ物でも香ばしさが出る。オリーブ油やごま油なら、コクや風味が増す。

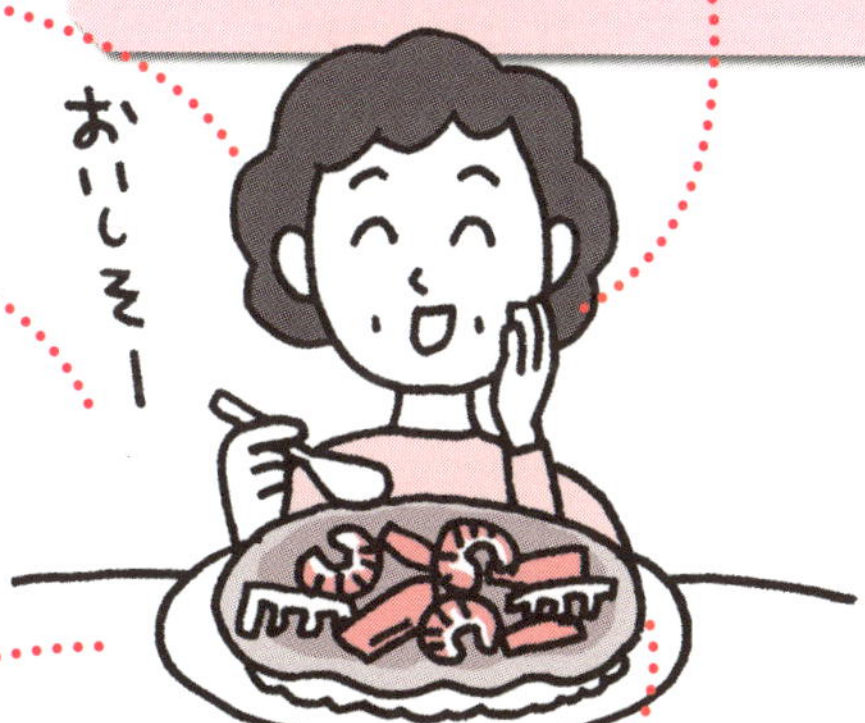

アイデア3

表面に味をつける

中まで味がしみ込む煮込み料理より、表面に味をつけた照り焼きや塩焼きのほうが、塩分は少なくてもおいしく食べられる。

アイデア4

具だくさんにする

みそ汁やスープなどに、いろいろな野菜やきのこなどを入れて具だくさんにすれば、その分汁は少なくてすむ。

アイデア5

とろみをつけてうまみをとじ込める

水溶き片栗粉などで料理にとろみをつけると、少ない塩分もよく食材にからみ、調味料が流れ出ないので、うまみを感じやすい。

特効ルール　食事

減塩3ステップ方式で腎機能を改善

食事の際には、しょうゆやソースなど調味料をできるだけ少量にするなど、塩分を減らす食べ方を心がけます。最初は物足りないかもしれませんが、少しずつこうした習慣に慣れていきましょう。

食事の塩分過多の「クセ」を「減塩習慣」に変えて腎臓を守る

うどんやラーメンは汁の最後の一滴まで飲みほす、出された料理にはしょうゆやソースを何も考えず回しかける、おなかいっぱいにならないと食べた気がしないなど、食事の「悪習」はないでしょうか。

　こうした塩分の多い悪習をあらためることも、腎機能対策には欠かせません。腹8分目で食べるのをやめる、外食の回数を減らすというだけでも、塩分は少なくできます。

　しょうゆは、直接料理にかけずに、小皿に必要量をとってつけるようにします。頭の部分を押すと、一滴だけ出るタイプのしょうゆさしもあります。温かい料理は温かいうちに、冷たい料理は冷たいうちに食べると、調味料を少なくても、おいしく感じられます。

　ただし、減塩を意識するあまり、食欲が低下して、エネルギー不足に陥らないように注意します。

調味料は「つける」

しょうゆなどの調味料は、料理に直接かけると量が多くなりがち。下にたまって、料理が調味料を吸ってしまう。

（参考） しょうゆ→小さじ1杯程度で食塩1g

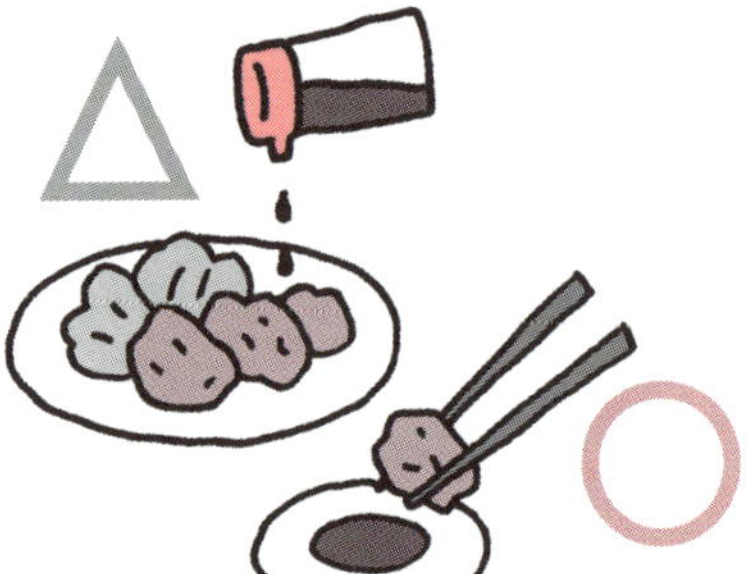

調味料は小皿などに入れてつけて食べれば、量の調節がしやすい（べったりつけては意味がないので注意）。

すしはごはんではなく、ネタにしょうゆをつけたほうが少量ですむ。

今日から「つける」習慣に変える

昨日より「1gでも減らす」という気持ちで始める

減塩の食事は毎日続けることが大切です。しかし、それまで無自覚に食べていた人が、突然6g未満に減塩する食事を始めても、ストレスがたまって長続きしないでしょう。まずは「1gでも減らす」という気持ちで、徐々に塩分を減らしましょう。たとえば、1g分の調味料を料理から減らしてみます。

塩分が多いパンやめん類をごはんにしたり、ぬか漬けではなく浅漬けにするなど、身近な工夫から、減塩の食事に慣れていきましょう。

3ステップ方式で徐々に減らす

無理のないペースで減らしていく

ステップ1　塩分の多い食品を減らす

塩蔵品や加工食品など、塩分の多い食品（P51参照）を避ける。また、外食の回数を減らすなど食生活の改善に努める。

ステップ2　調理の工夫で塩分を減らす

1日6g未満を目標に、食品のおおよその塩分量をチェック（P52参照）。味つけも工夫して減塩の食事を心がける（P54参照）。

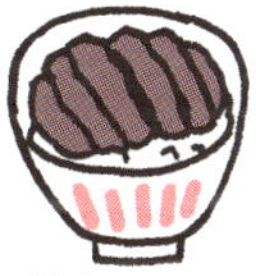

外食メニューは塩分の多いものが多い。

ステップ3　塩分量を計算して管理する

1日6g未満を維持するため、1週間～1カ月の食事の計画を立てる。食品ははかって使う（P53参照）。

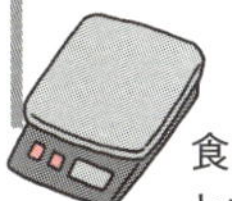

食品をはかることも習慣にする。

減塩のペースは、高血圧がある場合など病気の状態による。医師や管理栄養士と相談しながら進めるとよい。

！ 減塩の効果は個人差もある

同じように塩分を減らしても、すぐ効果が出る人もいれば、なかなか効果が出ない人もいる。もともと体質として、塩分摂取が血圧に影響しやすい人とそうでない人がいる（食塩感受性）のが理由の1つ。
なかなか効果が出なくても、あきらめずに続けることが大切。

特効ルール　食事

腎機能を守るため、外食の回数を減らす

食事は外食が中心という人も多いでしょう。外食は、一般に塩分が高め。腎臓の数値が悪化している人は外食の回数を減らすことが第一ですが、知識と工夫により健康的な外食を楽しめます

高塩分メニューは腎臓によくない。回数を減らす

お気に入りのメニューほど要注意？

外食で食べがちな味の濃い単品メニューは、エネルギーも塩分も多い。

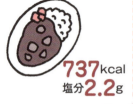

かつ丼（並盛）

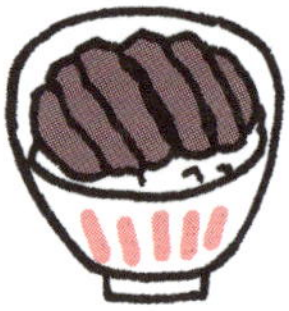

938kcal
塩分3.2g

ハンバーガー

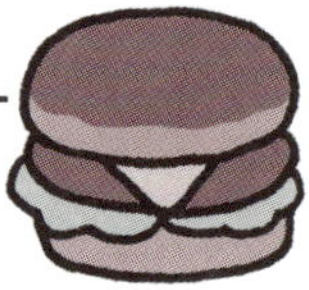

414kcal
塩分1.9g

ポークカレーライス

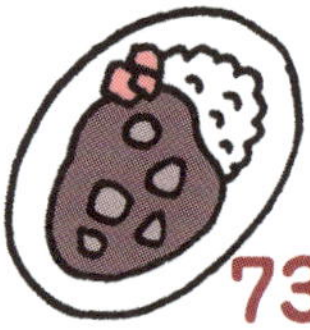

737kcal
塩分2.2g

しょうゆラーメン

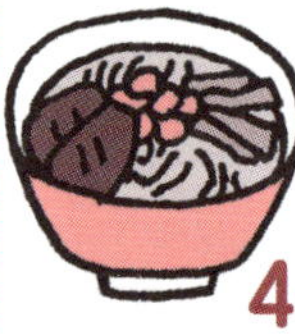

446kcal
塩分5.4g

こう解決

- サラダなどを追加して、栄養の偏りを防ぐ
- 食べる回数を減らす
- 昼に食べたら、夕食の内容で調整する

（数値は『腎臓病の人のためのひと目でよくわかる食品成分表』学研プラスより）

外食の問題点は、一般に味が濃くて量が多く、そのため高エネルギーで、塩分量が多いことです。

たとえば上図のかつ丼は938kcal、1日の適正エネルギー量が1800kcalの人には、それだけで半分量に達します。塩分も、目標である1日6gの半分以上です。

自分が好んで食べる外食メニューは、おおよそのエネルギー量や塩分量を、カロリー表示のある店などで確認してみてください。

外食で食べる内容や量は、できるだけその他の食事でとるエネルギーや塩分、たんぱく質で、調整可能な範囲に抑えたいものです。

3ステップの「外食改善計画」で外食の習慣を正しくする

外食はその内容をコントロールしづらいため、できるだけ回数を減らすのが理想です。しかし、ちょっとした工夫でも、塩分や太りすぎの人はエネルギーを減らせます。

少しずつ外食依存をあらためていき、継続することが大切です。

できるポイントから実践しよう

STEP 1

腹8分目以上は食べない

・腹8分目を意識して、もったいなくても残す。
・ラーメンやみそ汁の汁は全部飲まない。
・漬け物は食べない。

調味料は少なくする

・定食メニューにして、多くの食品をとる。
・しょうゆやソース、ドレッシングは少量にする。
・行きつけの店をつくり、量や塩分を調整してもらう。

STEP 2

カロリーや塩分量を確認する

・カロリーや塩分表示のある店を選ぶ。
・よく食べる食品は、市販の食品成分表やスマホのアプリなどで確認しておく。

たんぱく質の量も意識する

・肉や魚などたんぱく質の多い食品は、今までの半分にする意識で。

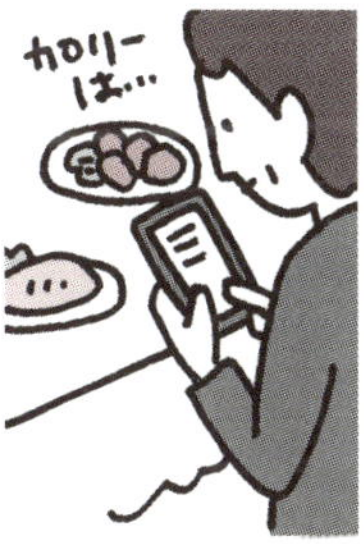

STEP 3

外食の回数を減らす

・できれば1日1回と決めて、朝と夜は自宅で料理して食べる。
・ときには、昼も弁当にする「ノー外食デー」をつくる。

食べすぎがちな人の外食・ワンポイントアドバイス

すしなら

・何貫食べるか先に決めておく。高エネルギーの脂身は少なめに。

焼肉なら

・肉と一緒に野菜もたっぷり食べる。

中華なら

・油を多く使ったものが多いので食べすぎに注意。
・ぎょうざなどの点心は、小さくても高エネルギー。メインのおかずと考える。

パスタなら

・クリームソースよりトマトソースのほうが低エネルギー。

特効ルール 食事

手づくり弁当でエネルギーや塩分を減らせる

コンビニなどで弁当を買って食べる場合も、お店で食べるときと同様の注意が必要です。栄養成分表示は必ずチェックを。また、自分で弁当を用意すれば、エネルギー量などの調節が簡単です。

エネルギー、食塩、脂質、栄養成分表示を必ず確認する

昼食などで、コンビニやスーパーの弁当やおにぎり、お惣菜を買うときは、栄養成分表示があれば必ずチェックして、エネルギー、食塩（ナトリウム）、脂質、炭水化物（糖質）などの量を確認しましょう。当然、できるだけ少ないものを選びます。

弁当は一般に高エネルギーです。できるだけ揚げ物が少なく、野菜の多いものを選びましょう。少しずつ多くの食品を食べられる、幕の内弁当がおすすめです。多すぎるごはんやおかずは無理せず残しましょう。

コンビニでの買い物ポイント

夕食後など、「なんとなく」コンビニに行かない。

できれば、入店前に買うもの（昼食、おやつなど）を決めておく。

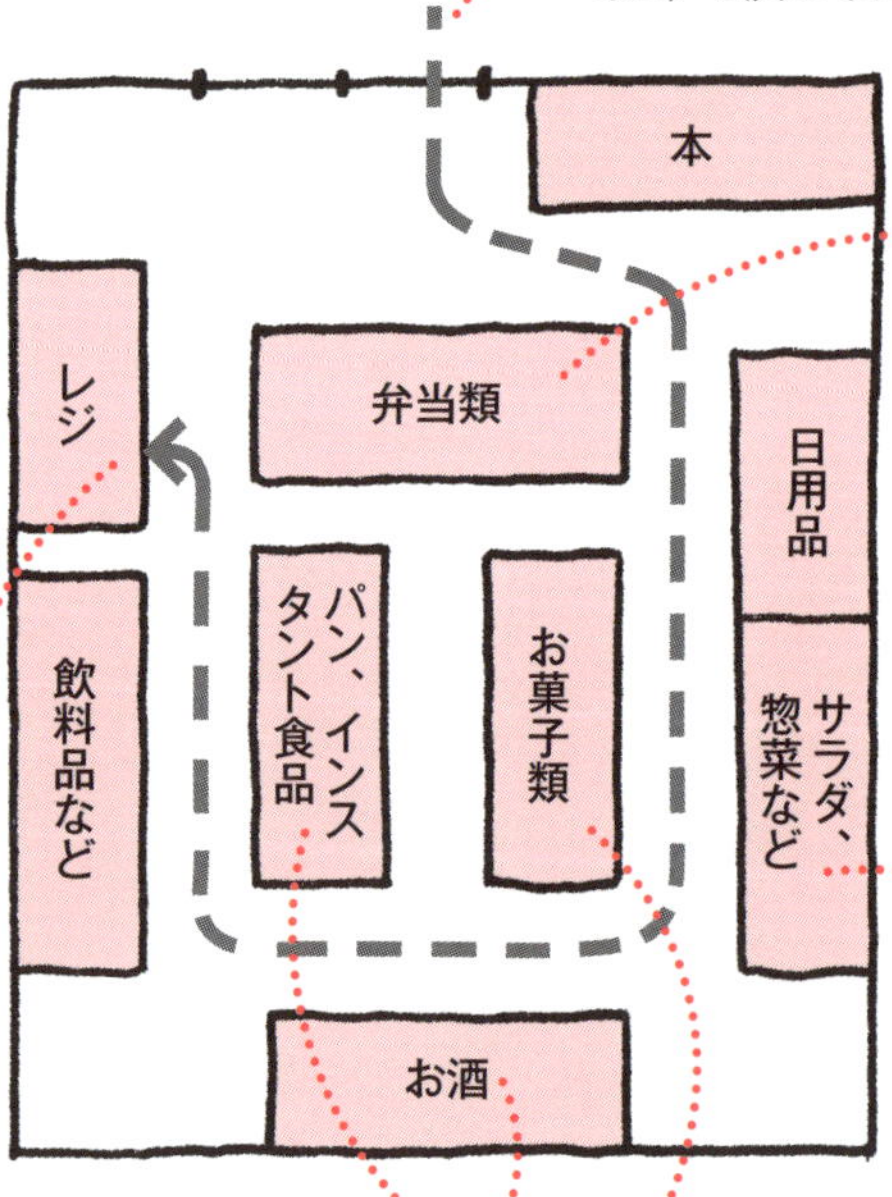

本
レジ
弁当類
日用品
飲料品など
パン、インスタント食品
お菓子類
サラダ、惣菜など
お酒

弁当は、幕の内弁当など品数（特に野菜）の多いものを選ぶ。

必ず栄養成分表示を確認する（エネルギー、食塩〈ナトリウム〉は必須項目）。

サラダは、ドレッシングが別売りのものにして、量を自分で加減する。

レジ脇の肉まんやお菓子を「ついでに」買わない。

目的のもの以外は買わない。

手づくり弁当には、エネルギーバランスのため、野菜など副菜をたっぷり詰める

外食の回数を減らすには、手づくりで弁当を準備するのが理想的です。栄養バランスを考えておかずを選べ、腎機能のことを考え、低塩分など味つけの加減や、量の増減も自由に調節できます。

「すべて手づくりにしよう」と力むと続きません。前日の夕飯の残りをうまく生かしたり、一部はコンビニで買い足すなどして、気軽に弁当づくりを楽しみましょう。ごはんだけ用意して、おかずはお惣菜を買う日があってもかまいません。

腎臓が喜ぶ弁当をつくる

理想的なバランスは主食 3：主菜 1：副菜 2
（上から見た面積で判断）

主食

- ☑ごはんは玄米や胚芽米に（食物繊維をとれる）。
- ☑ときにはパンにする（食物繊維の多い全粒粉のパンやライ麦パンなど）。

副菜

- ☑揚げる、炒めるなど、主菜と同じ調理法は避ける。
- ☑2～3品あると理想的。
- ☑佃煮や漬け物などは塩分が多いものはひかえる。

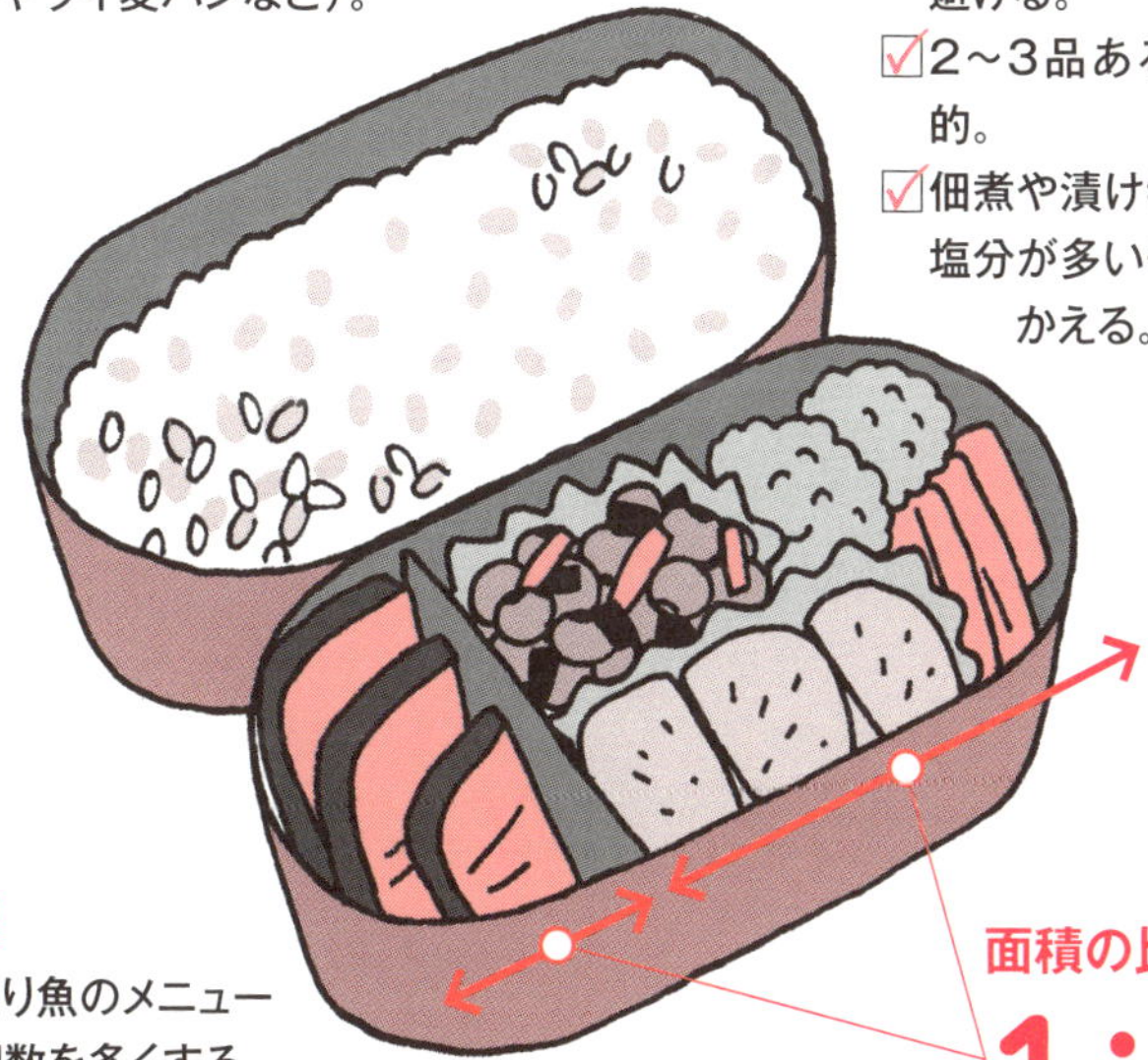

面積の比率は
1：2
主菜　副菜

主菜

- ☑肉より魚のメニューの回数を多くする。
- ☑揚げ物は少なく。味つけは薄く。
- ☑ソーセージやハムは、塩分が多いのでひかえる。

弁当箱選びも大切

弁当箱の容量「○mL」は、おおよそのカロリーの数字として読み替えられる（800mLなら800kcal）。おかずの内容などにより変わるが、「1日の適正摂取エネルギー量÷3」に近い容量のものを選ぶ。

特効ルール　食事

おやつは食事療法の気分転換に

甘いものやスナック菓子が大好きという人も多いでしょう。腎臓に悪影響のない範囲であれば、問題はありません。ただし、高エネルギーのものが多いため、ときどき食べる程度にとどめます。

腎臓への負担がなければ食べてもよい

甘いものやスナック菓子も、食事療法の範囲内なら食べてもかまいません。ただし、甘いお菓子は砂糖を多く含み、高エネルギーです。血糖値の高い人は特に注意が必要です。食事療法の気分転換程度にとどめましょう。

卵やバター、生クリームなどを使ったケーキや洋菓子には、たんぱく質や脂質が多く含まれています。また、和菓子も意外に塩分が使われており、油断はできません。スナック菓子は、もちろん高塩分です。

食べすぎには注意

	エネルギー	塩分	たんぱく質
ショートケーキ（1個・80g）	262kcal	0.2g	5.7g
大福もち（1個・100g）	235kcal	0.1g	4.8g
チョコレート（1枚・55g）	307kcal	0.1g	3.8g
ポテトチップ（1袋・60g）	332kcal	0.6g	2.8g
肉まん（1個・110g）	286kcal	1.3g	11.0g

（　）は1回のめやす量。数値は「日本食品標準成分表2015年版（七訂）」より計算。

全体に高エネルギーで、たんぱく質も意外に多い

ここがポイント

食べすぎは肥満や高血糖、高血圧を招く

➡おやつの量を半分にすれば、エネルギーも半分に

おやつ分のエネルギーを消費するのはたいへん

➡ショートケーキ1個分のエネルギーを運動で消費するには、ウォーキング（速歩）で、約75分前後必要*

*体重60kgの場合。

おやつは食べる時間と量を決めれば余分なエネルギーをとらずにすむ

おやつは「食べ方」が大事

時間を決めて食べる

- ☑ 3時など、1日の中で食べる時間を決める。
- ☑ 夕食後など活動量の下がる時間帯は避ける。特に寝る2時間前は×。
- ☑ 週に2～3回など回数を減らす。

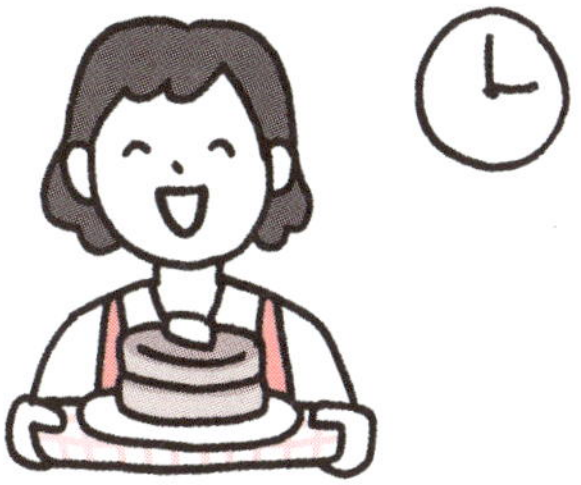

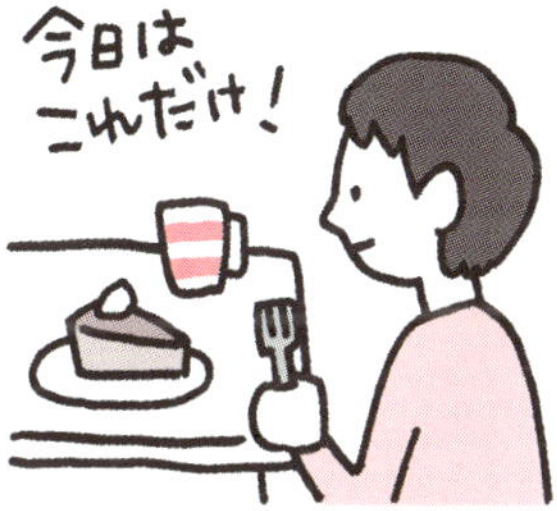

量を決めて食べる

- ☑「なんとなく」食べない。
- ☑ 食べる分だけ買ってくる。
- ☑ 手のとどくところにお菓子を置かない。

栄養成分をチェックする

- ☑ 低エネルギー、低糖、低塩分のものを選ぶ。
- ☑ 一般に、洋菓子より和菓子が低エネルギー。
- ☑ 低エネルギーのヨーグルトや果物を（脂質や糖分には注意）。

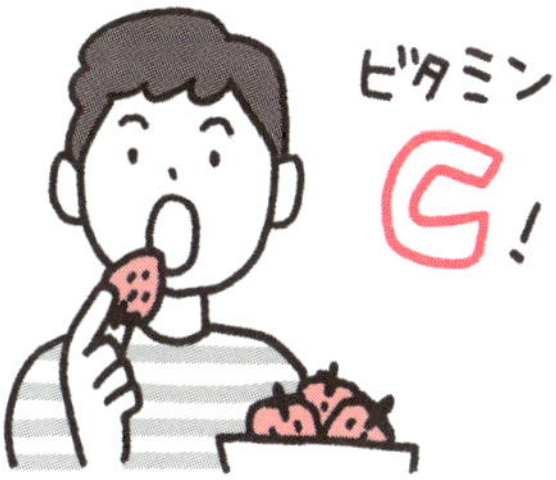

間食やおやつは、食べすぎを防ぐため「食べ方」に注意します。たとえば、**おやつの時間を決めてそれ以外には食べないようにします。**いつでも食べられるようなところにお菓子などを置いていると、ながら食いを誘発します。できるだけ、食べる分だけを買ってくるようにします。また、アメやガムは決めた量以外は口にしないようにします。

間食は、慢性腎臓病の人にとっては、たんぱく質を制限した際に不足するエネルギーの確保に活用できます。ただし、たんぱく質や塩分を含まないゼリーなどがおすすめです。

果物なら、食物繊維やビタミンCをとれるメリットがあります。ただし、果物はエネルギーが高いものも多いため、やはり食べすぎはよくありません。バナナやメロンはカリウムも多いので気をつけます。

特効ルール　食事

たんぱく質量を調整して腎機能を維持する

慢性腎臓病がG3aまで進行した時点で、たんぱく質の摂取量を調べましょう。とり過ぎなら調整が必要です。どんな食品にどれくらいたんぱく質が含まれているか確認してみましょう。

慢性腎臓病が進行したらたんぱく質の摂取量を調べる。とり過ぎなら調整を

たんぱく質は、体内での消化・吸収やエネルギー源として使われる過程で、尿素やクレアチニンなどの老廃物を生じます。

腎臓は、この老廃物をろ過して尿中に排出しています。しかし、腎機能の低下とともに、老廃物を適切に排出できなくなります。たんぱく質を多くとっていると、腎臓に大きな負担をかけることになるのです。

そのため、慢性腎臓病が進行すると、食事で摂取するたんぱく質をコントロールする必要が出てきます。

初期の段階では数値による調整は不要ですが、腎機能をできるだけ低下させないために、たんぱく質をとりすぎないよう注意は必要です。ステージG3aの段階になると、たんぱく質を標準体重1kgあたり1日0.8〜1.0gに抑えます。

具体的な調整量は、個別に医師の指示を受けます。

たんぱく質調整のルール

腎機能（ステージ）	制限の内容
ステージ G1〜G2	過剰にならないように
ステージ G3a	標準体重1kgあたり 1日0.8〜1.0g
ステージ G3b〜G5	標準体重1kgあたり 1日0.6〜0.8g

標準体重はP35参照

たとえば

標準体重65kgの人が、0.8gに抑える

65kg×0.8=52（g）➡1日50gに

注・通常5g単位で制限するため、端数処理を行った。

標準体重50kgの人が、0.6gに抑える

50kg×0.6=30（g）➡1日30gに

※なお、中高齢者のなかには、たんぱく質の摂取量が普段から標準体重1kgあたり1日0.8〜1.0gに満たない人も多く、本当に調整が必要かどうかを医師と相談する。

よく使う食品のたんぱく質量をおぼえて たんぱく質量の感覚をつかもう

たんぱく質の量を調整するといっても、ピンとこないかもしれません。たんぱく質は肉や魚、卵などに多く含まれていますが、ごはんやパンなどに含まれるたんぱく質も無視できません。

まず身近な食品に、どれくらいのたんぱく質が含まれているか確認してみましょう（下図参照）。

慢性腎臓病のステージG3a以降のたんぱく質の調整量は、性別や体格、病状の進行などによって異なりますが、おおよそ1日30～60gの範囲にする必要があります（右ページ図参照）。

好きなだけ食べていると、簡単にオーバーしてしまうことがわかるでしょう。

食品に含まれるたんぱく質量をつかむ

1日の摂取量 30 ～ 60 gのめやすにする

ごはん（茶わん1杯・160g）**4.0g**

食パン（6枚切り1枚・60g）**5.4g**

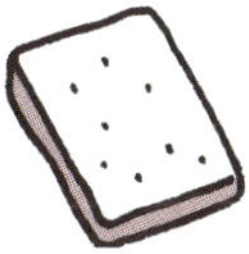

鶏卵（1個・50g）**6.2g**

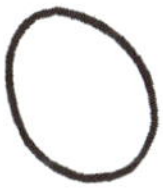

牛乳（コップ1杯・180g）**5.9g**

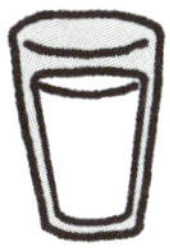

もめん豆腐（1/3丁・100g）**7.0g**

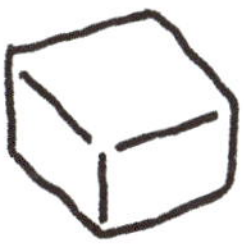

肉（50gあたり）

牛もも（脂身つき）	9.8g
豚もも（脂身つき）	10.3g
鶏もも（皮つき） ※若鶏の場合	8.3g

魚（50gあたり）

あじ（まあじ）	9.9g
まぐろ （くろまぐろ・赤身）	13.2g
さけ（しろさけ）	11.2g

（数値は「日本食品標準成分表2015年版（七訂）」より計算）

特効ルール　食事

慢性腎臓病では「よいたんぱく質」を選ぶ

たんぱく質は、必要量をできるだけ良質なもので確保します。また、たんぱく質を1日○g減らすといっても、なかなか難しいもの。まずは「ざっくりこれくらい」をつかんで減らしましょう。

いろいろな食品を食べて良質なたんぱく質を確保する

肉や魚はアミノ酸スコアが満点

食品名	アミノ酸スコア
牛肉（サーロイン）	100
豚肉（ロース）	100
鶏肉（もも）	100
鶏卵	100
牛乳	100
さけ	100
さば	100
精白米	65
じゃがいも	68
さやいんげん	68
かぶ	45

腎機能改善のためには、たんぱく質摂取量を減らしても、アミノ酸スコアの高い動物性の食品と植物性の食品をバランスよく食べることが大切です。

たんぱく質を構成するアミノ酸には、体内ではつくれない「必須アミノ酸」があります。上図のアミノ酸スコアが高い食品ほど、必須アミノ酸をバランスよく含む、良質のたんぱく質です。

肉や魚に含まれる動物性たんぱく質と、野菜などに含まれる植物性たんぱく質のうち、一般にアミノ酸スコアが高いのは、動物性たんぱく質です。慢性腎臓病が進行するとたんぱく質を減らしますが、肉や魚もある程度食べる必要があるのです。

たんぱく質量を減らしつつも、できるだけ、アミノ酸スコアの高いたんぱく質をとるよう心がけましょう。

「2/3にする」「差し替える」でたんぱく質量を調整して腎臓の負担を軽くする

腎機能改善のため、まず、たんぱく質を多く含む食品を、今までの2/3の量に調整してみましょう。

肉や卵などが減っても、たっぷりの野菜と一緒にした料理なら、ボリューム感が損なわれません。魚は尾頭つきにすれば、大きく見せられます。また、カレーライスやピラフなら、肉の量を減らしても不足感は小さいでしょう。

たんぱく質の少ない食品に差し替える方法もあります。たとえば、赤身の魚を白身の魚にすると、大きさは変えずに、たんぱく質量を調整できます。食品ごとのたんぱく質量を知っていると、差し替え時に便利です。たんぱく質を含まない春雨やしらたきなども、積極的に使います。

簡単にできるたんぱく質調整法

たんぱく質の多い食品を2/3にする

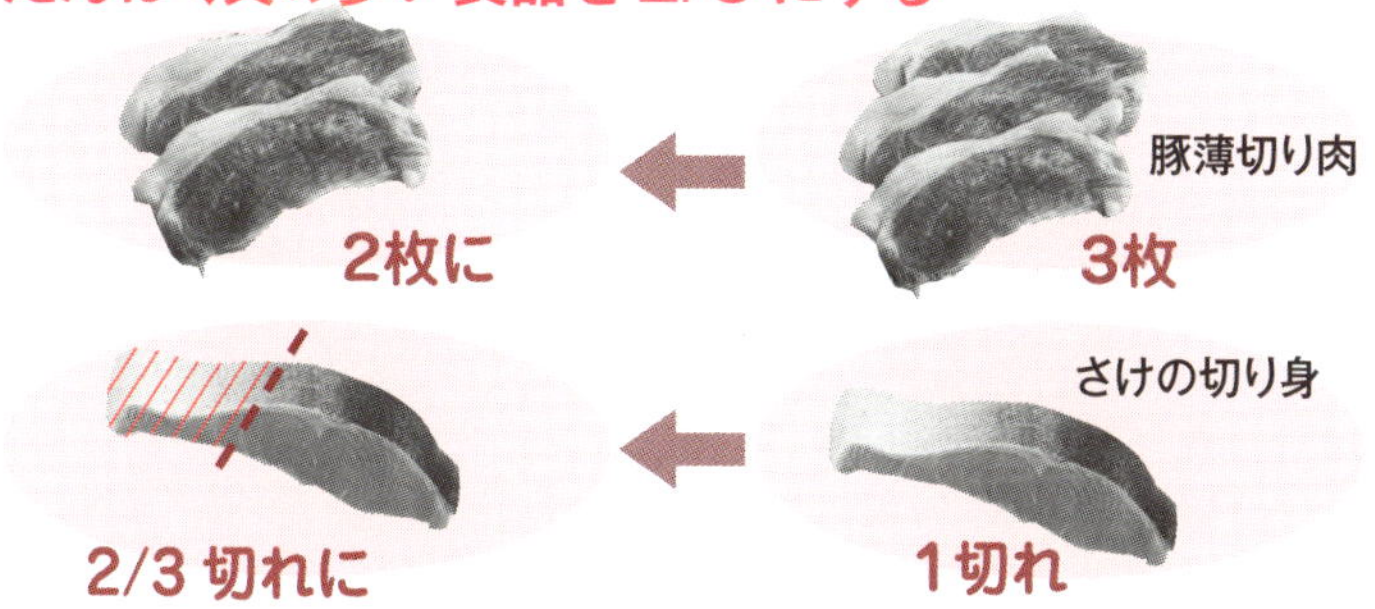

たんぱく質の少ない食品に差し替える

- まぐろ（赤身の魚）26.4g → たら（白身の魚）17.6g
- 豚もも（脂身つき）20.5g → 豚バラ（脂身つき）14.4g
- もめん豆腐 7.0g → 絹ごし豆腐 5.3g
- ピーナッツバター 25.4g → りんごジャム 0.2g

いずれも100gあたりのたんぱく質量（「日本食品標準成分表2015年版（七訂）」より）

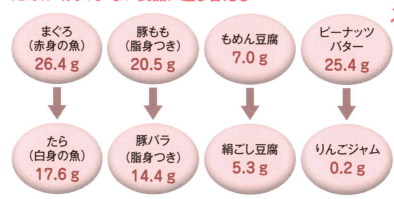

特効ルール 食事

低たんぱく食のエネルギー確保術

たんぱく質を多く含む食品はエネルギーが豊富なものが多いため、慢性腎臓病の人がたんぱく質を調整すると、エネルギー量が不足しがちです。そのため、必要なエネルギー量の確保を考える必要が生じます。

たんぱく質量を調整した分のエネルギーを補って腎臓を守る

食事からたんぱく質を減らすと、それだけエネルギーも減ることになります。すると、体に蓄えられていたたんぱく質が消費されて老廃物が増え、腎臓に負担をかけます。また筋肉量の減少、筋力低下となり、転倒リスクの上昇や体力低下につながります。これでは、たんぱく質を減らした意味がありません。

たんぱく質を調整しつつ、必要なエネルギー量を確保するため、たんぱく質ではなく、糖質や脂質をうまく使ってエネルギーを補います。

たんぱく質を減らすだけではだめ

腎機能が低下（ステージG3aなど）

↓

たんぱく質の摂取量を調整する
（たんぱく質の多い食品を減らすなど）

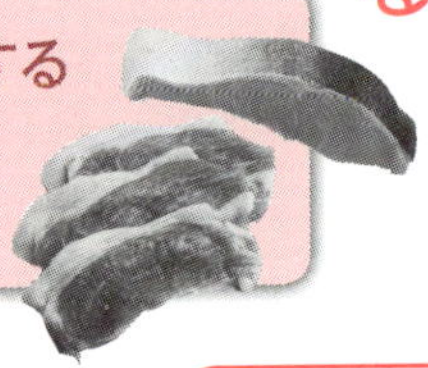

↓

摂取エネルギー量も減る

逆に多すぎると肥満を招き、腎臓の血管に負担がかかる

↓

体内に蓄えられたたんぱく質が使われる

↓

たんぱく質が消費されて老廃物が増える

↓

腎臓の負担が増え、
腎機能が低下してしまう

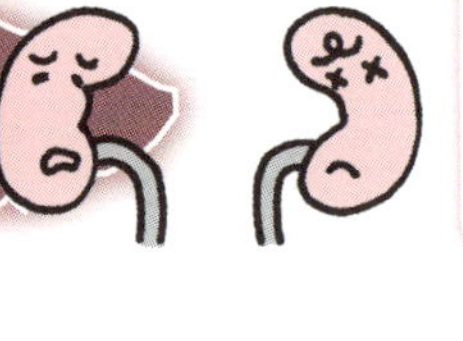

砂糖や片栗粉の「ちょい足し」でエネルギーアップ&たんぱく質ダウンをはかる

エネルギー量を補う工夫として、焼く、揚げるなどの調理法にして、少量の油を使う方法があります。糖分で補う場合、料理に砂糖や片栗粉を加える方法があります。ごはんやパンの量を増やすのは、たんぱく質も増えるため、効果的ではありません。間食によるエネルギー補給なら、エネルギー量を計算しやすいメリットがあります。

また、エネルギーの確保は、1日3回の食事で、できるだけ均等に割り振ることが基本です。

こうした工夫により、適正なエネルギー量を確保します。適正なエネルギー量は、1日の活動量や肥満かどうかなど、人によって異なります（P35参照）。

調理の工夫でエネルギーをプラスする

1 料理に油を使う

油は少量でもエネルギー量を確保できる。「煮る、ゆでる」より、油を使った「焼く、揚げる」料理にする。

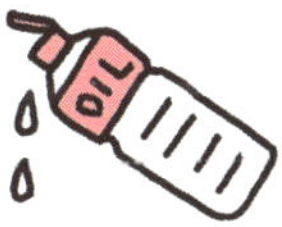

参考　植物油（オリーブ油、ごま油、サラダ油など）大さじ1＝111kcal

例

卵➡油を使って目玉焼きに

魚➡油を使った焼き魚に。衣をつけてムニエルにすれば、さらにエネルギーアップ

2 砂糖や片栗粉を取り入れる

砂糖やでんぷん製品（片栗粉や春雨）などの糖質を使っても、エネルギー量を上げられる。

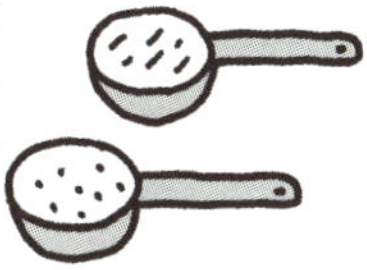

参考　砂糖（上白糖）小さじ1＝12kcal
片栗粉小さじ1＝10kcal

例

卵➡砂糖を加えてスクランブルエッグに

魚➡片栗粉と砂糖を使ってあんかけに

3 間食でエネルギーをとる

たんぱく質の含まれていないジュースやゼリー、アメなどで、エネルギー量を補給する。

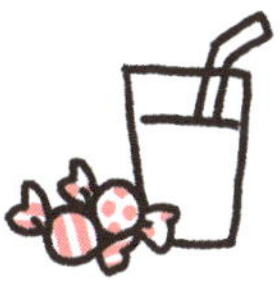

参考　りんご果汁入り飲料（果汁30%）250ml＝**115kcal**
オレンジゼリー（1個）100g＝**89kcal**

注意　バターを使ったお菓子やチョコレートには、意外にたんぱく質が多いのでよく確認する。

（エネルギーは、「日本食品標準成分表2015年版（七訂）」より計算）

特効ルール 食事

たんぱく質を調整した食品を取り入れる手も

慢性腎臓病の人が低たんぱく食を実践する際、たんぱく質量を調整した治療用特殊食品を使えば、摂取量の計算が簡単になり、献立の自由度が広がります。ただし、医師や管理栄養士の指導が必要です。

差し替えるだけでたんぱく質を減らすことができる

ステージG3aなどの慢性腎臓病の人が低たんぱく食を実践する際、必要な栄養成分やエネルギー量とのバランスが難しいものです。こんなとき、メニューの一部に治療用特殊食品を利用すると、比較的簡単です。

たんぱく質量を調整した食品の他、食塩やエネルギー、リンなどを調整した食品もあります。

購入先は、医師や管理栄養士に相談しましょう。ただし、一般の食品より割高なので、頻繁に使うと経済的な負担が大きくなります。

なお、治療用特殊食品の利用には、腎臓専門医と管理栄養士による継続的な指導が必須です。

治療用特殊食品の3タイプ

たんぱく質をコントロールする

- **たんぱく質調整食品**：一般の食品よりたんぱく質を少なくした食品。主に主食であるごはん、パン、めんなど。
- **でんぷん製品**：小麦粉やとうもろこしなどのでんぷんでつくられた食品。ほとんどたんぱく質を含まない。主食の他、おかずやおやつになるものもある。

エネルギーを補充する

- **エネルギー調整食品**：低たんぱく質の食事により、不足するエネルギーを補うための食品。ゼリーやせんべいなどの菓子、飲料など種類が豊富。

塩分をコントロールする

- **食塩調整食品**：食塩含有量を抑えた減塩のための食品。みそやしょうゆなどの調味料やおかずなど。

ごはんのたんぱく質を大きく減らせば おかずは調整しなくてすむ

治療用特殊食品を使うと、それだけでたんぱく質を大きく減らせます。たとえば、ごはんに治療用特殊食品を活用すれば、おかずは通常と同じメニューを食べられる場合もあります。

以前と比べると、味もどんどん改良されているようです。

食事療法の幅が広がる

ごはん1膳(180g)は

たんぱく質量 4.5g

3食なら 13.5g

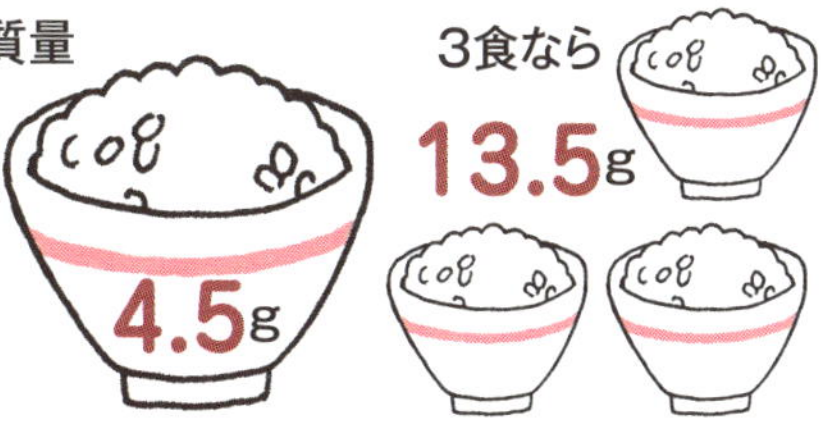

治療用特殊食品のごはんを使うと

ごはん1膳(180g)は

たんぱく質量 0.2g*

3食なら 0.6g

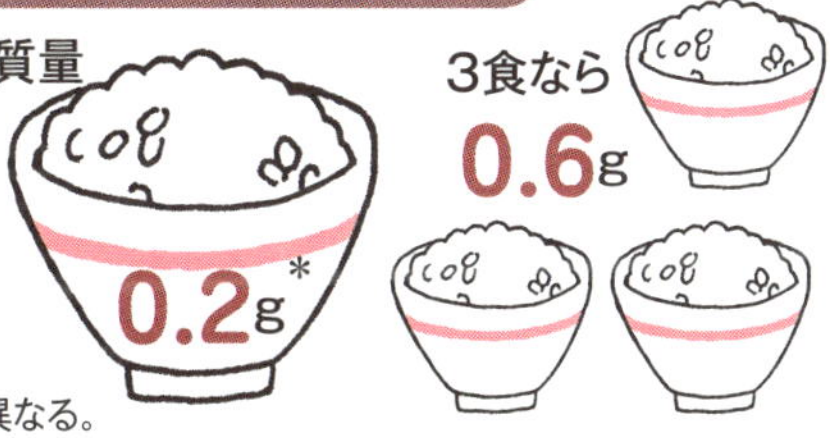

*商品により異なる。

ごはん以外のおかずで12.9gのたんぱく質をとってもOK(3食合計)
(13.5g−0.6g=12.9g)

献立や食品の選択肢が広くなる

種類も豊富

低たんぱく質の治療用特殊食品には、ごはんの他、うどんやパスタなどのめん類、食パンや丸パンなどのパンもある。

例

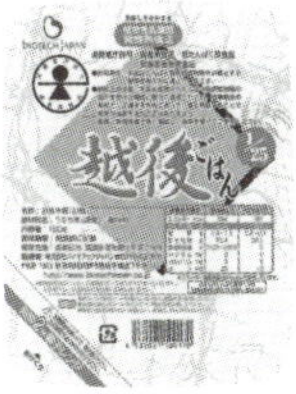

1/25越後ごはん(バイオテックジャパン)

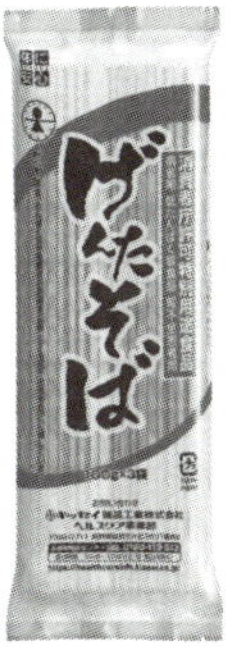

げんたそば(キッセイ薬品工業)

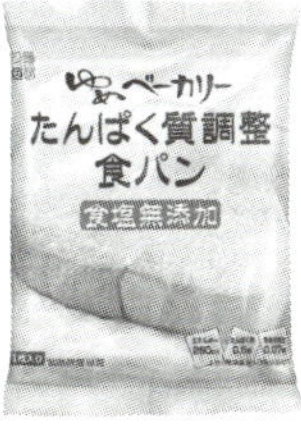

ゆめベーカリーたんぱく質調整食パン(キッセイ薬品工業)

特効ルール　食事

野菜はゆでて「カリウム」を減らす

ステージG3～4に至ると、カリウムを排出する機能も低下し、食事からとるカリウムを減らす必要が。しかし、高カリウム血症がないのにカリウム制限をすると害になることもあるので、医師と相談の上始めます。

カリウムはミネラルの一種で、特に野菜や豆類、果物などに多く含まれています。体内環境を整え、血圧を下げる働きがあります。

しかし、慢性腎臓病が進行して腎機能が低下すると、排出が滞《とどこお》って、血液中のカリウム濃度が高くなります。すると、不整脈などの原因となる高カリウム血症の危険が高まるため、できるだけカリウムを増やさないよう、食事によるカリウムの制限を行います。

とはいえ、野菜や豆類は、塩分やたんぱく質を減らすためには欠かせない食品です。ですから、調理法の工夫などでカリウムを減らします。

高カリウム血症なら食事からカリウムを減らす

カリウムと腎機能の関係

カリウム
ミネラルの一種で、ナトリウムの排出を促して血圧を下げるなど、体内の環境を整える働きがある。

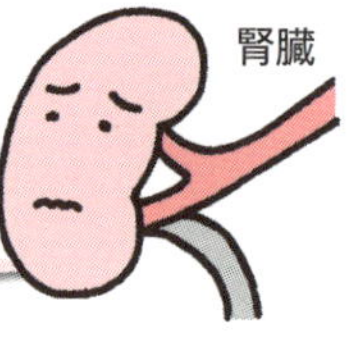

健康な状態では、余分なカリウムは腎臓により排出され、その量は一定に保たれている

↓

腎機能の低下
カリウムが適切に排出されなくなる

↓

血液中のカリウム濃度が高くなる

食事により、カリウム摂取量を減らす必要がある

高カリウム血症
血清カリウム値5.5以上（基準値は3.5～5.0）*
*単位はmEq/L。基準値は医療機関により異なる

7.0以上になると、不整脈などが起こりやすく、突然死につながることも

野菜は「さらす」「ゆでる」「しぼる」でカリウムをカットできる

カリウムの制限は、ステージG3b*では1日2000mg以下を目標とします。ただし、カリウムの数値はつかみづらいので、カリウムを多く含む食品を減らしたり、調理時の工夫でカリウムを減らします。一般的には、低たんぱく食を実践していれば、カリウムも十分少なくなっています。

カリウムは水に溶けやすい性質があるため、下ごしらえの段階で水にさらしたり、ゆでたりすることで、大きく減らすことができます。煮物にすれば、さらに減らせます。

いも類などは、食べる大きさに切っておくと断面が多くなり、さらしたりゆでたりした際、流出するカリウムを増やせます。

＊ステージG4、5では1日1500mg以下。

食材知識と下ごしらえがポイント

カリウムが多い食品をひかえる

野菜
ほうれんそう、小松菜、かぼちゃなど

果物
バナナ、キウイフルーツ、ドライフルーツなど

いも類
さといも、さつまいも、じゃがいもなど

その他、肉や魚などにも含まれている（たんぱく質を減らすと、カリウムも一緒に少なくなる）。

野菜は下ごしらえでカリウムを減らす

さらす
生野菜は水にさらすことで、カリウムを約40％減らせる（たまねぎなど根菜類の場合）。

ゆでる
ほうれんそうなど葉物野菜なら、カリウムを約45％減らせる。山菜なら約70％減らせる。

しぼる
さらしたりゆでた後は、よくしぼって水気をきることで、さらに減らせる。

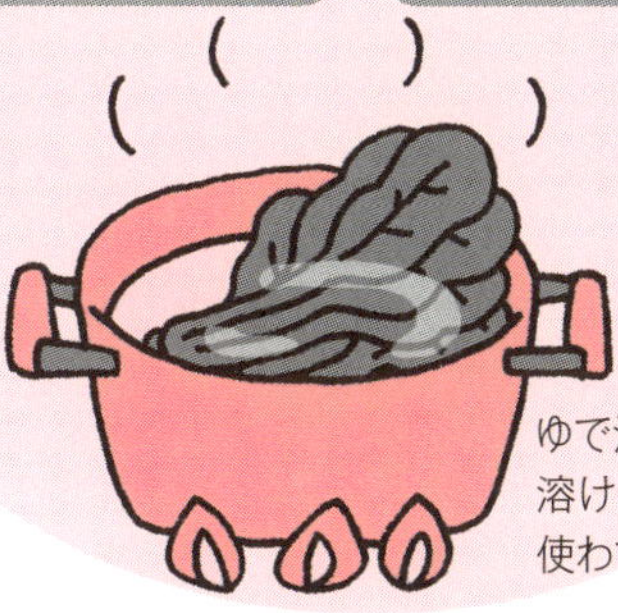

ゆで汁は、カリウムが溶け出しているので使わず捨てる。

煮物などは、食事のときに汁を残すようにする。

特効ルール　食事

カルシウム不足に注意しつつ「リン」を減らす

腎臓病が進行し、ステージG3~4に至ると、体内でリンの過剰という状態を招くことがあります。すると、腎機能に悪影響を及ぼし、骨粗しょう症などの原因になります。たんぱく質の制限と一緒に考えます。

リンを管理すれば、腎機能維持、骨粗しょう症予防に役立つ

リンと腎機能の関係

リン
ミネラルの一種で、カルシウムと結びついて、骨や歯をじょうぶにする働きがある。

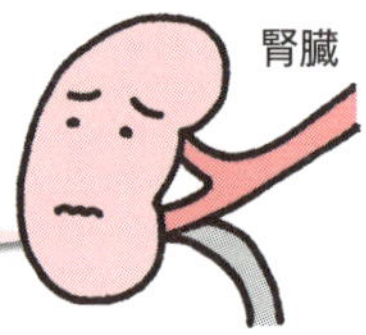

健康な状態では、余分なリンは腎臓により排出され、その量は一定に保たれている

↓

腎機能の低下
リンが適切に排出されなくなる

→ ビタミンD活性化の働きが低下し、カルシウムが吸収されにくくなる
↓
体内のカルシウムが減る
↓
低カルシウム血症
基準値8.4～10.0以上*
*単位はmg/dL

↓

血液中のリン濃度が高くなる
↓
高リン血症
基準値2.5～4.5以上*
*単位はmg/dL

← 食事によりリン摂取量を減らす必要がある

↓

二次性副甲状腺機能亢進症《にじせいふくこうじょうせんきのうこうしんしょう》
（骨・ミネラル代謝異常）
骨のカルシウムが使われてもろくなり、骨粗しょう症などを招く。

注・基準値は医療機関により異なる。

リンは、カルシウムとともに骨や歯をじょうぶにするミネラルです。腎臓の機能が低下して血中にリンが増えすぎると、高リン血症を招きます。

高リン血症は腎機能をさらに低下させます。体内のカルシウムが不足するようになるため、骨がもろくなってしまいます。

また、増えすぎたリンがカルシウムと結合して動脈内にたまることで、心筋梗塞《しんきんこうそく》や脳梗塞のリスクが高くなります。

できるだけ早い段階から、食事によるリン管理を行います。一般に、ステージG3aになると、医療機関で定期的なチェックも行われます。

たんぱく質量調整の中で
特にリンの多い食品を減らせばOK

　リンは、たんぱく質の多い食品に多く含まれています。そのため、低たんぱく食を実践していれば、リンの摂取量は自然に減らせます。また、カリウムを減らす「さらす、ゆでる」でも、リンは減ります。

　その他、小魚や乳製品など、特にリンを多く含む食品は、できるだけ避けるようにします。

　また、加工食品の食品添加物に使われているリン酸塩は、体に吸収されやすいリンの一種です。ファストフードやインスタント食品、清涼飲料水などは、食べすぎ、飲みすぎに十分注意します。

　リンを含む食品にはカルシウムも多いため、カルシウムが不足する場合は薬で補うこともあります。

食事の工夫でリンを減らす3つのポイント

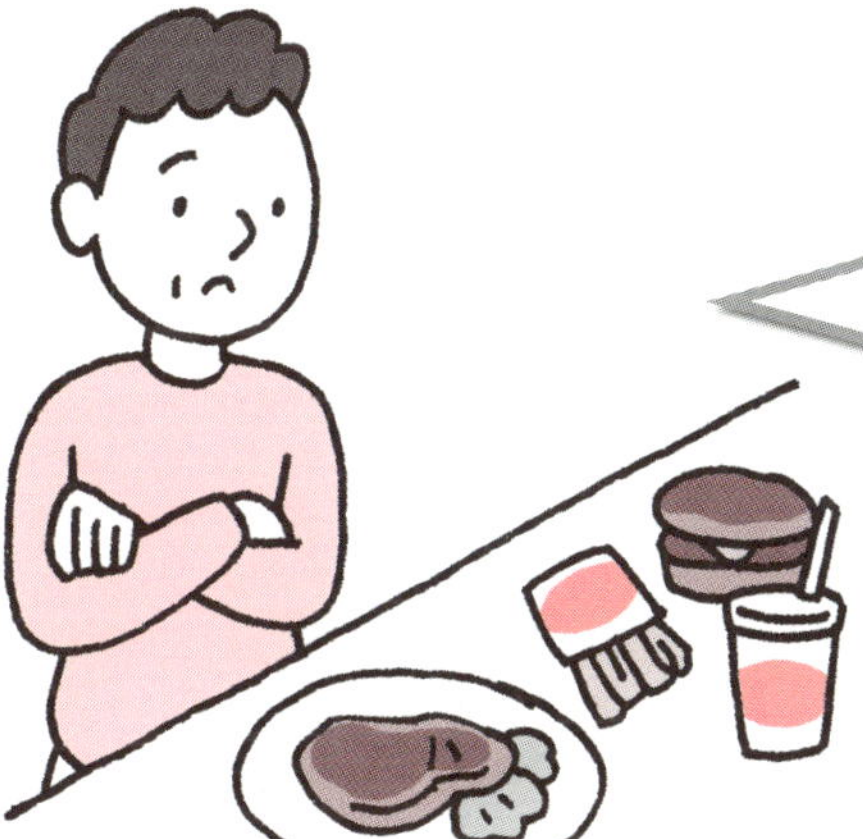

1 たんぱく質を減らせばリンも減る

一般に、たんぱく質の多い食品はリンも多い。
➡たんぱく質を多く含む食品を減らす、たんぱく質の少ない食品を選ぶ（P67参照）。

2 リンを多く含む食品を少なくする

リンを多く含む食品を知って、その量を減らす。

リンを多く含む食品例

卵（卵黄）、牛乳、チーズ、ししゃも、田作り、するめ、たらこ、うなぎ、ロースハム、ピーナッツ、アーモンド

3 加工食品を減らす

インスタント食品やファストフードには、リン酸塩（食品添加物）が多く含まれるので、できるだけ減らす。

特効ルール　食事

高血糖の人は、食事間隔をしっかりあける

糖尿病性腎症の場合は、腎機能対策と同時に、糖尿病に対する注意も必要です。糖尿病だからこれはだめというものはありませんが、食べすぎと栄養バランスに十分注意します。

食べていけないものはない。まず**食べすぎを避ける**ことから

糖尿病は、血液中のブドウ糖（血糖値）が高くなる病気です。糖尿病が原因で一定以上の腎機能低下があると、糖尿病性腎症と診断されます。

食事では、血糖コントロールを基本に、塩分やたんぱく質の制限など腎機能への対策を行います。

ごはんやパンなどの糖質（炭水化物）は、血糖値の上昇につながるので、食べすぎに注意します。

血糖値の変動に注意していれば、原則として食べてはいけないものはありません。栄養バランスのとれた食事を、1日3食規則正しい間隔で食べることが基本です。肥満の人は減量が必須です。

糖尿病性腎症の食事ポイント

病期	腎機能（GFR）	主な食事のポイント
第1期（腎症前期）	30以上	●血糖コントロールに努める。 ●塩分は1日6g未満（高血圧がある場合）。 ●たんぱく質は1日の適正エネルギーの20%以下
第2期（早期腎症期）	30以上	●血糖コントロールに努める。 ●塩分は1日6g未満（高血圧がある場合）。 ●たんぱく質は1日の適正エネルギーの20%以下
第3期（顕性腎症期）	30以上	●血糖コントロールに努める。 ●塩分は1日6g未満。 ●たんぱく質は標準体重1kgあたり0.8～1.0g／日。 ●高カリウム血症があれば、カリウムは1日2g未満。
第4期（腎不全期）	30未満	●血糖コントロールに努める。 ●塩分は1日6g未満。 ●たんぱく質は標準体重1kgあたり0.6～0.8g／日。 ●カリウムの制限（1日1.5g未満）。
第5期（透析療法期）	―	●血糖コントロールに努める。 ●塩分は1日6g未満*。 ●たんぱく質は標準体重1kgあたり0.9～1.2g／日*。 ●カリウムの制限（1日2.0g未満）*。 *血液透析の場合。

（日本糖尿病学会『糖尿病治療ガイド　2018-2019』より作成）

病気が進むにつれ、塩分、たんぱく質、カリウムの制限が厳しくなる

血糖値によくない 朝抜き、昼そば、夜たくさんはやめる

高血糖の人は、血糖値を急激に上げないようにするため、食事のとり方にも工夫が必要です。

たとえば、食事と食事の間隔をきちんとあけ、食事で上がった血糖値がしっかり下がってから次の食事をとるようにします。

食事は時間をとって、ゆっくりよく噛んで食べましょう。そうすることで血糖値の急上昇を防ぎ、食べすぎ予防にもなります。

ごはんやパンは、玄米や全粒粉パンのほうが、血糖値の上昇がゆるやかです。食物繊維をとることにもなります。

糖尿病性腎症が進行して、たんぱく尿が続くようなら、たんぱく質やカリウムの調整も必要になります。

血糖値を下げる食事の３大キーワード

キーワード 1 「適正なエネルギー量」

食べすぎを避けて、1日の摂取エネルギー量は、標準体重1kgあたり25～30kcalをめざす。肥満の人は20～25kcalに。

一般に、男性1日1400～2000kcal、女性1日1200～1800kcalの範囲となる。

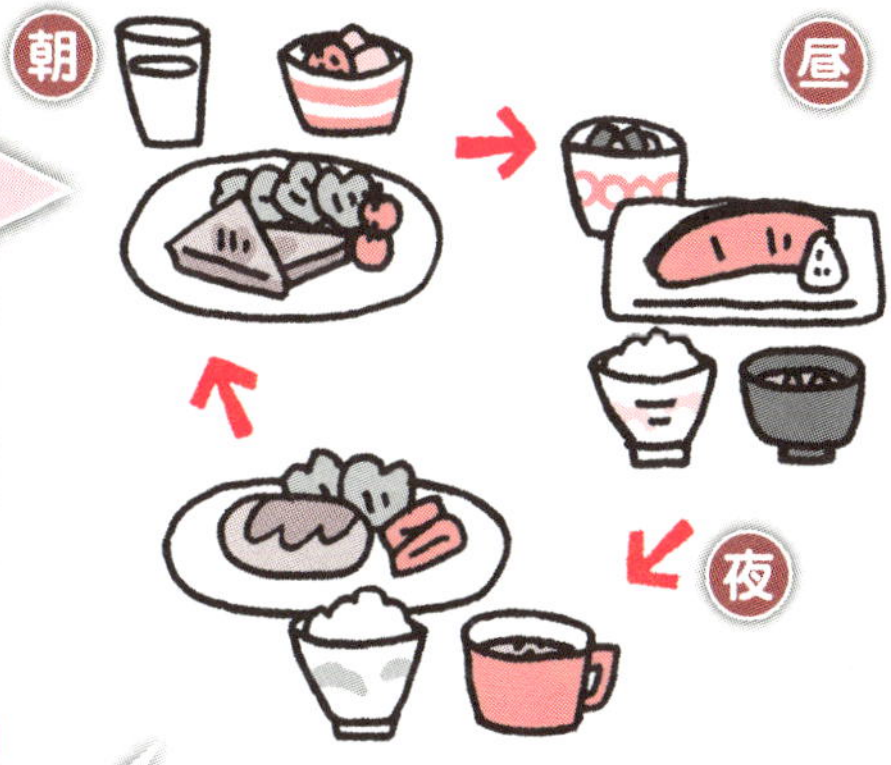

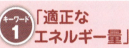

キーワード 2 「栄養バランス」

炭水化物、たんぱく質、脂質をバランスよくとる。炭水化物50～60％（食物繊維を多く）、脂質は25％以下がめやす。

成人の血糖コントロールの目標
（HbA1c《ヘモグロビンエーワンシー》・％）

血糖値の正常化をめざす ➡ **6.0**未満
合併症の予防をめざす ➡ **7.0**未満
治療の強化が難しい場合 ➡ **8.0**未満

キーワード 3 「3食規則正しく」

食事回数が減ると食べすぎにつながり、血糖値が上がりやすい。いわゆる、「朝抜き、昼そば、夜たくさん」は避ける。

特効ルール　食事

合併しやすい脂質異常症・高尿酸血症を防ぐ

脂質異常症や高尿酸血症は、慢性腎臓病の人が合併しやすい病気です。これらの数値がよくない人は、特にたんぱく質の食品を選ぶときに、気をつけなければなりません。

コレステロールの多い食品をひかえ、コレステロールを下げる食品をとる

慢性腎臓病と、血液中のコレステロールや中性脂肪のバランスがくずれる脂質異常症（Ｐ21参照）が合併した場合、コレステロールの多い食品をひかえます。食べすぎを避け、肥満解消も重要課題となります。

ただし、コレステロールを含む食品には、他の栄養成分も豊富に含まれているので、まったく食べないのもよくありません。

青背の魚に多い不飽和《ふほうわ》脂肪酸や、果物やにんじん、こんにゃく、海藻などに豊富な水溶性食物繊維は、コレステロールの吸収を抑えて、腎機能を助けるため、積極的にとりましょう。

脂質異常症の食品選び

コレステロールの多い食品➡ひかえる△

例

鶏卵・卵黄（M玉1個分20g）280mg	うなぎのかば焼き（1串100g）230mg	鶏レバー（50g）185mg
するめいか（生）（80g）200mg	たらこ（1/2腹30g）105mg	ししゃも（3尾45g）131mg

（数値は「日本食品標準成分表2015年版（七訂）追補2018年」より計算）

コレステロールを下げる食品➡積極的にとる〇

野菜全般（食物繊維）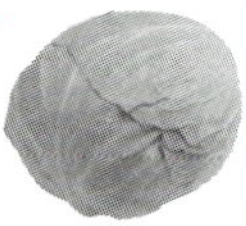	わかめ、こんぶなどの海藻（食物繊維）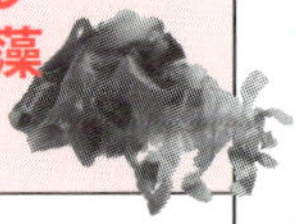
豆腐、納豆などの大豆製品（食物繊維＋不飽和脂肪酸）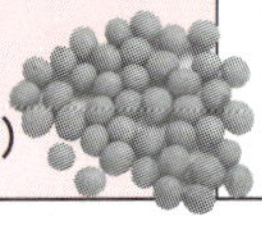	いわし、さばなどの青背の魚（不飽和脂肪酸）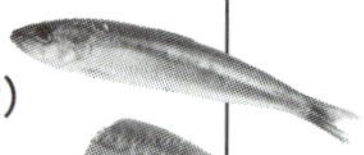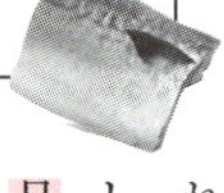

プリン体の多い食品をひかえお酒は適量にとどめる

尿酸は、プリン体という物質が分解されてできる老廃物です。血液中に尿酸が増えすぎた状態を高尿酸《こうにょうさん》血症《けっしょう》といいます。高尿酸血症は腎機能の影響を受けやすく、慢性腎臓病と合併しやすい病気です（P22参照）。

高尿酸血症のある人は、尿酸値を上げる原因となる、プリン体を多く含む食べ物を避ける必要があります。プリン体は、レバーなどの内臓類やイクラなどの魚卵類に多く含まれています。

お酒の飲みすぎや脂質のとりすぎも、尿酸値を上げる原因です。また、太りすぎの解消も欠かせません。食事や生活習慣を改善していきます。

尿の酸性度を下げる野菜や海藻、きのこを積極的に食べましょう。

高尿酸血症の原因、尿酸値を下げる

プリン体の多い食品➡ひかえる △

例

鶏レバー	いさき白子	かつお	大正えび	ビール
312.2mg	305.5mg	211.4mg	273.2mg	4.4～8.4mg

（100g中）（100mL中）

（『高尿酸血症・痛風の治療ガイドライン（第２版）』メディカルレビュー社より）

尿酸値を下げる食品➡積極的にとる

ほうれんそう、ごぼう
などの野菜

さつまいも
などのいも類

わかめ、こんぶ
などの海藻
（アルカリ性食品）

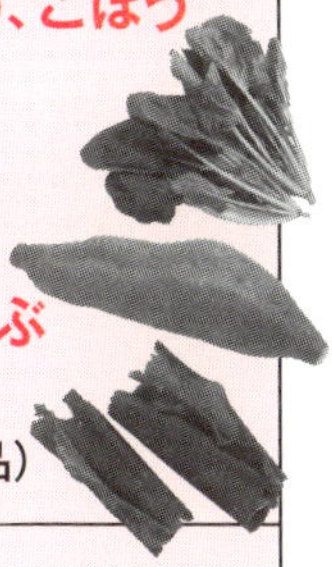

水分
（尿酸の排出）
ただし、ジュースなど糖分の多いものは避ける。

生活習慣にも注意

アルコールはひかえる
体内の代謝に関係して尿酸値を上げるので、適量にとどめる（P94参照）。

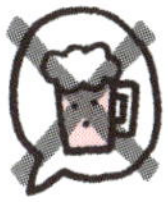

食事は栄養バランスを考えて
1日3食、主食、主菜、副菜をバランスよく食べる。食べすぎを避ける。

適度な運動を
週3日程度の軽い運動は、尿酸値の改善に効果がある。

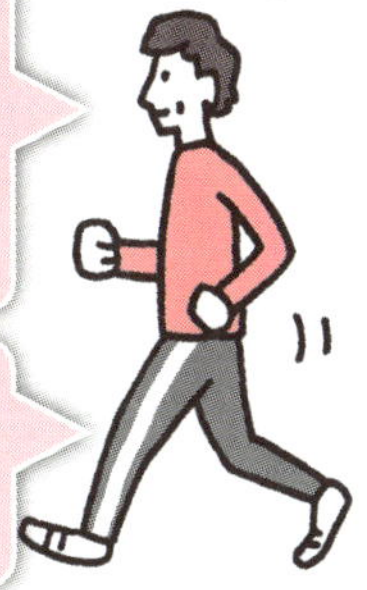

特効ルール 食事

食事をメモして、改善点をチェック

腎臓病の食事療法を適切に実践するには、食事の内容を把握して、計画的に食事をすることが大切です。まず毎日の食事を記録して、自分がどんな食生活を送っているのか客観的に見てみましょう。

腎臓の数値低下により食生活の改善を指示されたら、食事を振り返ってみましょう。1週間の食事メモをつくってみるのが有効です。

食事メモをつくってみると、さまざまな「気づき」が得られます。ここから、自分のよくない食事を修正していくことが第一歩です。

食事をメモすれば改善ポイントが見えてくる

とりあえず食事をメモする

手帳などの他、スマホの日記機能やアプリを活用してもよい。デジカメやスマホで食事を撮影しておき、後で書き起こす手も。

わかりやすく
朝食、昼食、夕食ごとに1日単位でまとめる。

細かいほど後で役立つ
みそ汁の具材やコーヒーの砂糖の有無など、細かく書くほど、修正ポイントが見えやすい。

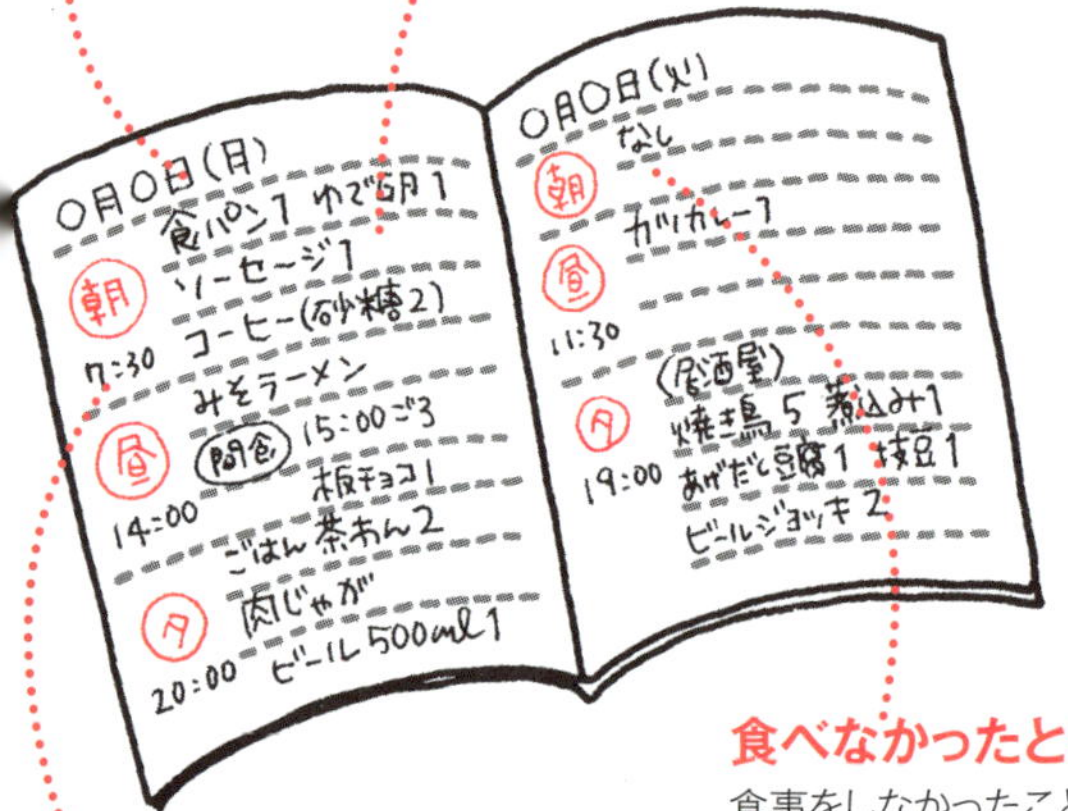

○月○日(日)
朝 7:30
食パン1 ゆで卵1
ソーセージ1
コーヒー(砂糖2)
昼 14:00
みそラーメン
間食 15:00ごろ
板チョコ1
夕 20:00
ごはん茶わん2
肉じゃが
ビール500ml1
○月○日(火)
朝
なし
昼 11:30
カツカレー1
夕 19:00
(居酒屋)
焼き鳥5 煮込み1
あげだし豆腐1 枝豆1
ビールジョッキ2

食べなかったときも書く
食事をしなかったこと、お酒など食事以外で口にしたものも書く。

食べた時刻を書く
食事の間隔などを確認できるので重要。

メモはここをチェック

- □食事のメニューに偏りがないか?
- □野菜は食べているか?
- □外食は週に何回くらいか?
- □食事以外に食べている量はどれくらいか?
- □食事の時間や量は日によってどれくらい違う?
- □塩分の多いものを食べすぎていないか?
- □お酒を飲みすぎていないか?

今日の食事を記録してチェック、明日の食事に生かす

食事日記で計画的な食事を

食事日記の例

○月○日（　）　　体重　　kg

	メニュー	材料名	量(g)	エネルギー(kcal)	食塩(g)	
朝（　）						
		小計				
昼（　）						
		小計				
夕（　）						
間食						
		小計				
	1日の合計					

改善目標は計画的に達成をめざす

今日食べすぎたら明日以降で調整し、週単位で達成をめざす

食事日記のステップ

ステップ1

改善目標を立てる

［改善目標の例］

1日3食／毎食腹8分目／外食は1日1回／塩分は今までの半分／たんぱく質は今までの2/3

ステップ2

メニューを記入する

改善目標を達成できたか、毎日または週に1度チェックする。

ステップ3

メニューの材料や栄養成分を記入する

食品をはかる（P53参照）。

食品の重さから、塩分量やエネルギー量を計算できる。

＋

食品成分表*を見る。

含まれる栄養成分の種類や量がわかる。

＊文部科学省「食品成分データベース（http://fooddb.mext.go.jp/）」で調べられる他、市販されている本でわかりやすいものを選ぶとよい。

食事メモで食事の問題点が見えてきたら、「食事日記」をつくってみましょう。改善目標を立てて食事ごとのメニューを記入し、目標の達成度をチェックします。今日達成できなかった分は明日以降に調整、週単位で達成をめざします。特に塩分とエネルギーに注意します。

慣れてきたら、食事の材料や栄養成分もできるだけ記録します。塩分やエネルギー量を、数字で管理できると理想的です。

制限されていなくても、たんぱく質は、これまでの⅔程度になるよう意識しましょう。

慢性腎臓病が進行すると、数値で食事を管理する必要があります。病院の管理栄養士などの指導を受け、計画的な食事に取り組みます。

食事日記をつける習慣があれば、スムーズに適応できるでしょう。

特効ルール 食事

食事療法はあせらず気長に続けていく

食事の改善は、数カ月がんばったから終わるというものではありません。いったん低下した腎機能は元通りにはならないため、改善した食生活を続けていくことが必要です。

完璧を求めすぎず、明日があるさの精神で進める

数値を改善するために、なかには「肉を一切食べない」など、思いきった方法をとる人もいます。しかし、食事療法で大切なことは「継続」です。極端なやり方では、今後ずっと続けていくことは難しいでしょう。

目標を達成できないと、自分を責めてしまう人もいます。完璧をめざしすぎず、今日うまく実践できなければ明日取り戻せばいいぐらいの、ゆったりした気持ちで進めていきましょう。早急に結果を求めすぎるのもよくありません。

継続できない人の対処法

ケース1
成果が出ないのでいやになる
なかなか結果が出ず、やる気が失われてしまう。

→ 目標のハードルが高すぎたり、即効性を求めすぎると、気持ちが続かない。適度な運動なども盛り込みながら、ゆっくりしたペースで進めよう。

ケース2
「食べたい気持ち」に負けてしまう
塩分を減らした食事にはおいしさを感じられず、つい好きなものを食べてしまう。

→ 減塩や低エネルギーの食事＝制限食と考えていると、ストレスがたまる。今までとは違う味を楽しむ機会と考え、ゆっくり舌を慣らしていく。

ケース3
考えるのが面倒くさい
毎日、仕事や家事で忙しく、食事の内容にまで気を配る余裕がない。

→ なぜ食事の改善が必要かよく考えてみる。病気のこわさがわかれば、生活の中で優先して、注意が必要なことがわかるはず。

家族みんなで取り組めば家族の肥満や血圧対策にもなり一石二鳥

食事療法の継続には、家族の協力が不可欠です。家族の病気や食事への理解は、治療をスムーズにします。

自分で料理をしない人の場合、家族の協力なしには成り立ちません。ストレスはあるでしょうが、感謝の気持ちを忘れないようにしましょう。

家庭内で料理をつくる人にとっては、食事療法をする人のメニューだけ、毎日別につくるのは大きな負担です。そこで、家族全員で減塩や栄養バランスに配慮した食事を実践すれば、手間が省け、家族みんなの高血圧や肥満の予防にもなります。

本人にとっても、家族が一緒に取り組んでくれれば、いやになったときにも励みとなり、続けるための大きな力となります。

家族全員で取り組む２つのメリット

メリット1　続けるための励みになる

家族という第三者の目があると、ハメを外すことへの予防にもなる。

メリット2　家族みんなの健康改善になる

家族全員で食事療法のメニューにすれば、家族全員の健康改善が期待できる。

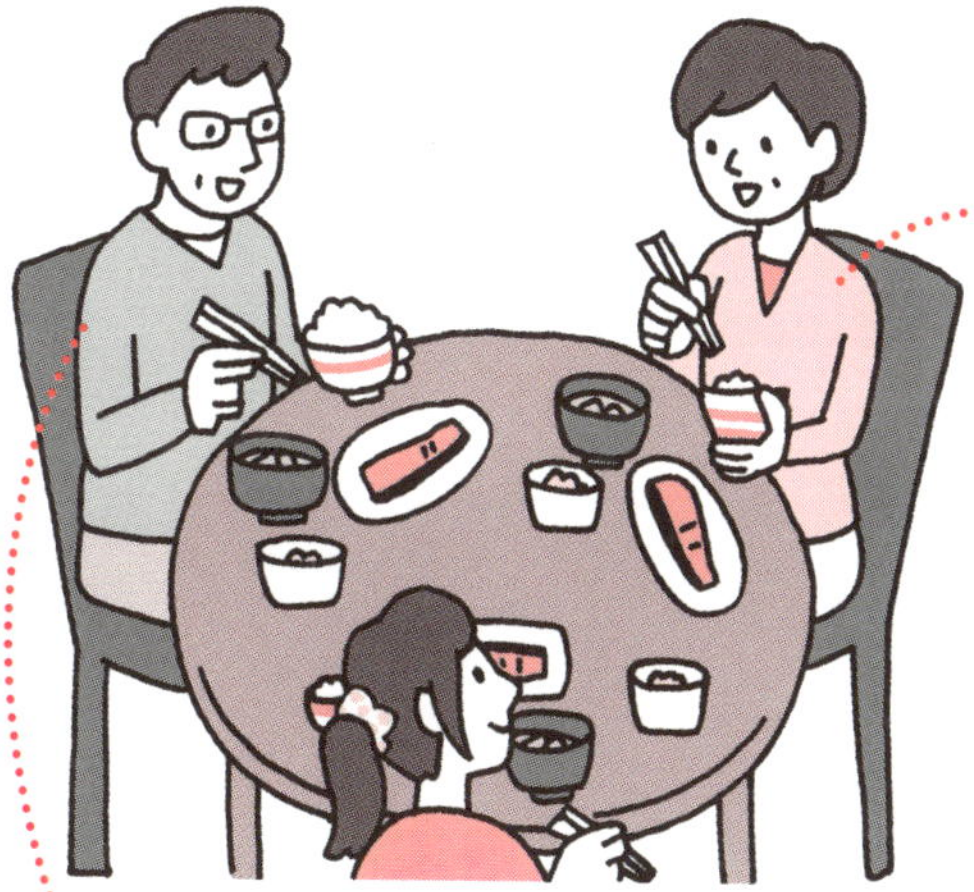

家族の注意ポイント

家族が食事の制限を口やかましく言いすぎると、本人の大きなストレスになる。できるだけ温かく見守る姿勢が大切。

本人の注意ポイント

家族に減塩食をつくってもらっている場合など、つねに感謝の気持ちを忘れない。食事のイライラを家族にぶつけるなどはもってのほか。

定期的に医師や管理栄養士のチェックを受ける

効果的な食事療法にするためには、食事内容を記録して、定期的に医師や管理栄養士のチェックやアドバイスを受ける。家族と一緒にアドバイスを受ければ、より適切な実践が可能になる。

特効ルール　運動

運動で血圧・血行を改善。腎機能低下を防ぐ

これまで腎臓病では運動をすると腎機能が悪化するといわれ、あまり勧められませんでした。現在は、適度な運動は血圧を下げて血行をよくするなど、腎臓に対するよい効果が注目されています。

体を動かしていないと血行が悪くなり、病気が進みやすくなる

適度な運動には、血圧や血糖値を下げるなど、さまざまな健康効果があります。ここちよい疲労はストレス解消となり、よい生活リズムを生む助けにもなります。

以前は、腎臓に負担がかかるとされ、腎臓病の人には、運動は積極的に勧められませんでしたが、適度な運動は、かえって腎臓のろ過機能やたんぱく尿の改善にもつながることが報告されています。

自分が日ごろどれだけ運動をしているか、振り返ってみましょう。

運動不足度をチェック

- □ 仕事はデスクワークが多い
- □ 休日は家でごろごろしている
- □ エレベーターやエスカレーターを使う
- □ 首や肩がよくこる
- □ 坂道や階段ではすぐ息切れする
- □ ちょっとした距離でも、すぐに車を使う
- □ 電車ではすぐ空席を探す
- □ 同年代の人とくらべて歩くスピードが遅い
- □ 去年より太った気がする

↓

チェックの数が多いほど運動不足度が高い。
複数の項目に当てはまるようなら、
すぐ体を動かすことを始めよう（P86参照）。

今日から軽い運動を始めて 腎機能の低下を予防する

慢性腎臓病の人は、これ以上腎機能が低下しないよう、危険因子を遠ざける必要があります。

まず、体重や血圧の管理が大切になります。肥満やメタボは動脈硬化を招き、腎臓に負担をかけます。高血圧も血管を傷つけるため、腎機能に悪く働きます。適度な運動を始めると、基礎代謝がよくなって太りにくい体となり、血圧も上がりにくくなっていきます。

また、運動はインスリンの働きをよくして血糖値も改善させます。糖尿病も慢性腎臓病の大きな危険因子です。

運動は、**食習慣生活の改善と並行して行うことで、より腎臓によい効果が得られます。**

運動は体全体によい効果をもたらす

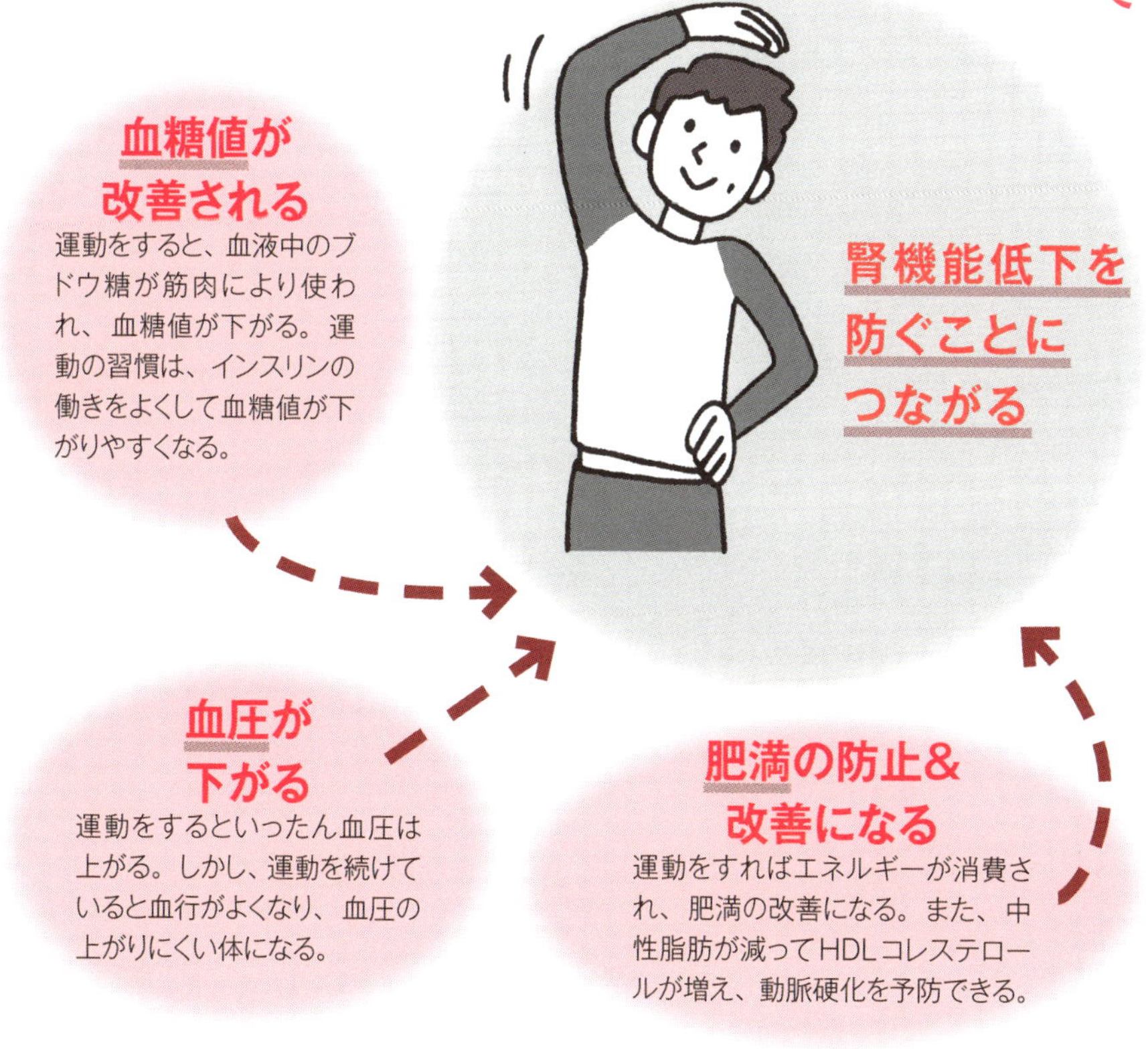
血糖値が改善される
運動をすると、血液中のブドウ糖が筋肉により使われ、血糖値が下がる。運動の習慣は、インスリンの働きをよくして血糖値が下がりやすくなる。
腎機能低下を防ぐことにつながる
血圧が下がる
運動をするといったん血圧は上がる。しかし、運動を続けていると血行がよくなり、血圧の上がりにくい体になる。
肥満の防止＆改善になる
運動をすればエネルギーが消費され、肥満の改善になる。また、中性脂肪が減ってHDLコレステロールが増え、動脈硬化を予防できる。

特効ルール　運動

10分歩くだけでも腎機能改善に効果的

毎日忙しくて運動をする時間がないという人も、移動やちょっとしたあき時間を活用すれば、こまめに体を動かせます。こうした機会を生かすだけでも、一定の運動効果は得られます。

こまめに体を動かすだけでも腎機能対策になる

スポーツを始めるような時間の余裕がないという人も多いでしょう。だからといってあきらめてしまわず、仕事の休憩時間や家事の合い間、通勤・通学中など、生活を振り返ってみて、たとえ10分でも体を動かせる機会を探してみましょう。

最も始めやすいのは、歩くのを増やすことです。外出の際は、できるだけ階段を使う、タクシーやバスの利用をひかえるだけでも、ちょっとした運動になります。

歩くときには、漫然と歩くのではなく、ウォーキングの歩き方を意識します（左ページ参照）。

また、休日には家でごろごろせず、積極的に外へ出かけましょう。家にいるときにも、料理や掃除など、こまめに「立って動く」ことを心がけます。

少しずつでも、腎機能改善のために体を動かしましょう。

歩く機会を増やす

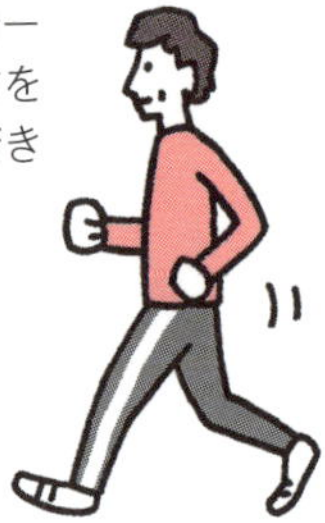

歩くときは、ウォーキングの歩き方を参考に、速足できびきび歩く。

たとえば

- エレベーターやエスカレーターを使わず階段を上る　＋1分
- ちょっとした距離はタクシーを使わず歩く　＋10分
- 自転車で行くところを徒歩にしてみる　＋15分
- 昼食を買いに行くとき、遠くのコンビニまで足をのばす　＋5分

これだけで、いつもより約30分多く歩くことができる

毎日のウォーキングは脂肪を燃やし全身の血行をよくする

目標を立ててウォーキングを始める

目標は段階的に

1日に歩く時間

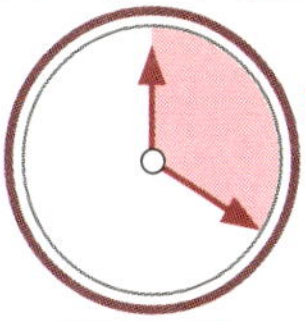

まず、
1日
10〜20分

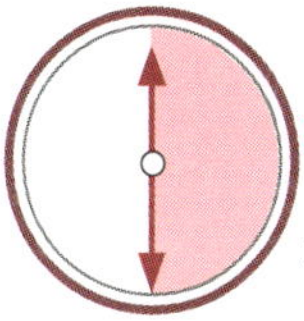

次に、
1日
30分

1週間に歩く回数

まず、週1〜2回

月	火	水	木	金	土	日
	○			○		

次に、週3〜5回

月	火	水	木	金	土	日
○	○		○		○	○

正しいフォームをチェック

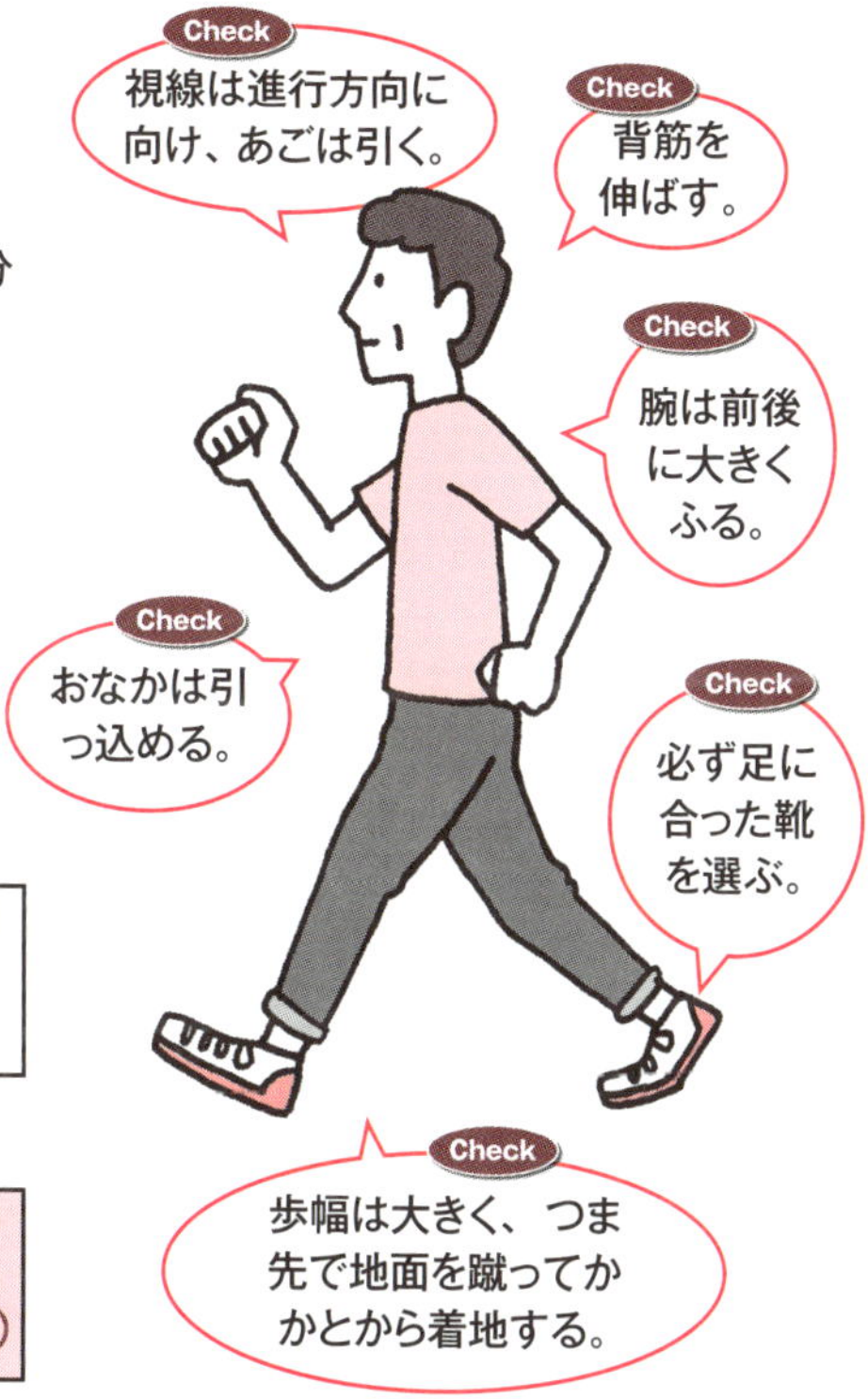
Check
視線は進行方向に向け、あごは引く。
Check
背筋を伸ばす。
Check
腕は前後に大きくふる。
Check
おなかは引っ込める。
Check
必ず足に合った靴を選ぶ。
Check
歩幅は大きく、つま先で地面を蹴ってかかとから着地する。

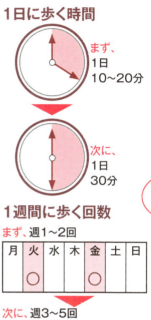

腎機能改善に効果的な運動は、呼吸を続けながら（酸素を取り入れながら）行う有酸素運動です。取り入れられた酸素は体内の脂肪を燃やし、エネルギー消費につながります。全身の血行促進にもなります。

代表的な有酸素運動には、軽いジョギングやサイクリング、水泳などがありますが、いちばん手軽に始められるのはウォーキングです。ウォーキングは、上図のようなポイントを守って行うことで、より運動効果が高まります。

最初は1日10〜20分、週1〜2回程度から始めて、続けられるようなら、少しずつ目標を高くしていきましょう。

なお、息をつめて瞬間的に行う無酸素運動（短距離走やダンベル運動など）は、血圧などに逆効果となり、運動療法には適しません。

特効ルール 運動

腎臓のための運動の「やりすぎ」に注意する

運動はできるだけ毎日少しずつ行うことで、体の状態が改善され、より大きな効果を得られるようになります。また、腎機能低下を防ぐ運動には「ちょうどよい強さ」があります。

はりきりすぎては続かない。楽しめる範囲で運動を継続させよう

運動はときどき行うのではなく、継続することが大切です。運動を続けると心肺機能がよくなり、血液中の酸素を効率よく体に取り込めるようになります。すると心臓への負担が減って、血圧や血糖値も改善され、腎臓にとっても好ましい体の状態に近づくことになるのです。

毎日体を動かす習慣をつけて、少しずつ運動に慣れていきましょう。運動の量も増やしていきます。

ただし、くれぐれも無理は禁物です。楽しんで取り組みましょう。

レベル1

今までより多く歩く

P86のようにできるだけ歩く機会を増やし、体を動かすようにする。

レベル2

目標を決めて歩く

無理のない目標を決めて、段階的に実行する。歩く際は速足を心がける。

次第に目標アップ

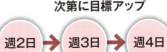

週2日 → 週3日 → 週4日

手帳やスマホに、記録していくとよい。

レベル3

スポーツを始める

家や職場の近くなど、無理なく利用できる運動施設や公園などを探してみる。レベル2と並行して実践する。

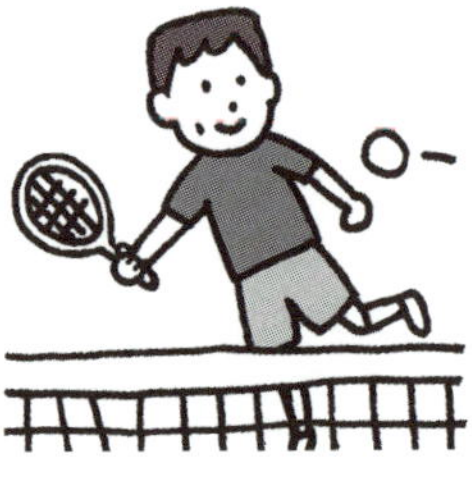

テニスや卓球などは勝敗を競うのではなく、ラリーを楽しむ。

「楽だな」と思う程度の運動には腎臓を守る働きがある

ちょうどよい強さの運動を選ぶ

メッツとは

座って安静にしている状態を1メッツとして、運動、活動の強度を表す単位。

	活動、運動の例
1メッツ	安静
2メッツ	入浴、洗濯、調理、ぶらぶら歩く
3メッツ	掃除、普通歩き、ゲートボール
4メッツ	庭仕事、少し速く歩く、水中ウォーキング
5メッツ	速歩き、ダンス、ゴルフ
6メッツ	ジョギング、水泳
7メッツ	登山、階段を連続して上る、サッカー
8メッツ	ランニング（150m/分）、競泳、なわとび
9メッツ	ランニング（170m/分）、階段を速く上る
10メッツ	ランニング（200m/分）、マラソン、柔道

（3～4メッツ）効果は低いが、積み重ねによりよい効果が期待できる。

（5～6メッツ）**5～6メッツ（呼吸や脈が少し早くなる程度）の有酸素運動は、腎機能の改善に役立つ**

こんな運動がおすすめ

きつい運動は、筋肉を使いすぎて体内の老廃物が増え、大量の汗で水分が失われ、腎臓の負担になる

（日本腎臓学会「腎疾患患者の生活指導・食事療法に関するガイドライン」より作成）

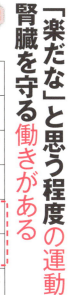

運動は、たくさんやればやるほど、効果も上がるというものではありません。少し汗ばむくらいの運動を、1日30分程度継続して行うのがおすすめです。

運動・活動の強度を表すメッツという単位で、5～6メッツに相当する運動には、腎機能を改善する効果があるといわれています。運動の強さの感覚は人それぞれですが、「楽だ～ややきつい」と感じる程度にとどめます。「きつい」と感じるようならやりすぎです。

運動の前後には、筋肉や心臓の負担を軽減するために、必ず十分な時間をかけて、準備運動や整理運動を行います。また、熱がある、血圧が高いなど、不調を感じるときには運動を中止します。

運動の量や強度は、定期的に医師のチェックを受けるとよいでしょう。

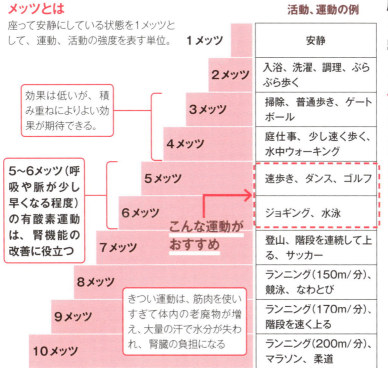

特効ルール 運動

ながら筋トレで高血糖改善、合併症を抑える

レジスタンス運動（筋トレ）は筋肉をつけるための運動です。高血糖や脂質改善に効果があり、腎臓にもよい効果をもたらします。有酸素運動と一緒に行うことで、より大きな効果を得られます。

簡単な筋トレを続けて病気が逃げるような体をつくる

体に一定の抵抗（レジスタンス）を与えて筋肉をきたえる運動を、レジスタンス運動（筋肉トレーニング）といいます。

レジスタンス運動を行うと、筋肉が柔軟になり、骨や関節にかかる負担を軽くできます。また、筋肉が増えると、筋肉で使われる糖の量が増え、インスリンの働きもよくなるため、血糖値の改善にもつながります。高齢の場合など、日常生活能力の低下予防にもなります。

慢性腎臓病では、有酸素運動を中心に、軽い筋トレを組み合わせるとよいでしょう。ダンベルやチューブを使わなくても、テレビを見ながら、家事をしながらのスクワットなど、簡単なもので効果は得られます。

筋トレのコツは、運動中に息を止めたりしないこと。また、過度の筋トレは体を傷めるため、無理のない範囲で行います。

レジスタンス運動の効果

レジスタンス運動（筋トレ）を行う

↓

筋肉が増え、筋肉の持久力が向上する

↓

筋力がアップすると

- 基礎代謝が向上し、太りにくくなる
- 関節の負担が減り、けがをしにくくなる
- 筋肉にためられる糖分量が増え、血糖値が下がる

道具を使わずできる、ながら筋トレ（レジスタンス運動）

筋トレ中はここに注意

- 運動中は呼吸を止めない
- 反動や勢いをつけて行わない

つま先立ち

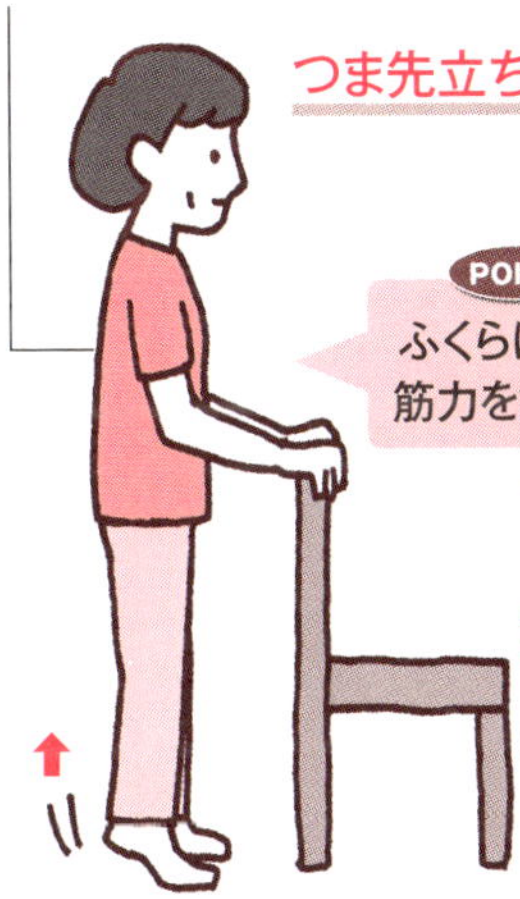

POINT
ふくらはぎの筋力を鍛える

1 両手でイスにつかまり、両足のかかとを上げる。

2 3～5秒上げた状態を維持してから下ろす。

※これを10回行う。

片足立ち

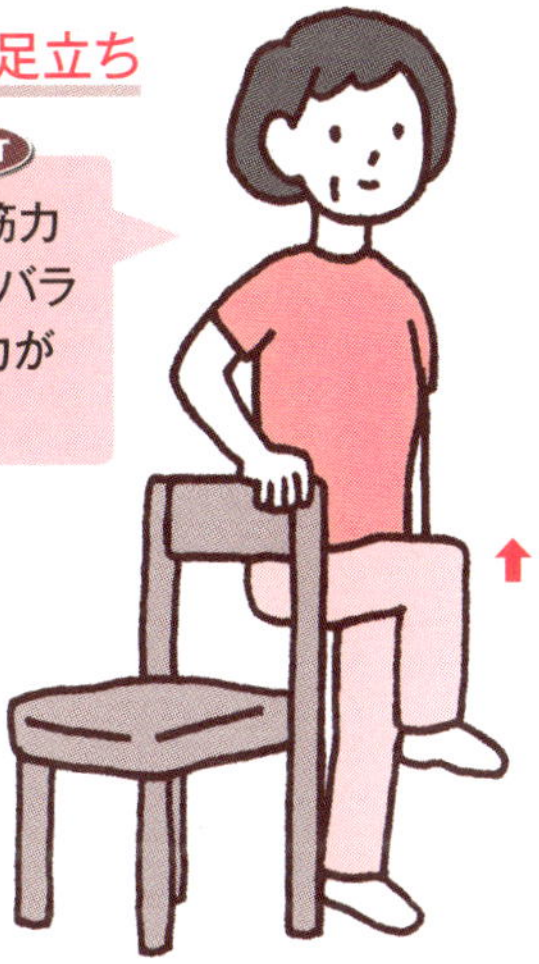

POINT
足腰の筋力を鍛え、バランス能力がつく。

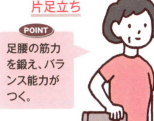

1 片手でイスにつかまり、一方の足を上げる。

2 30秒間片足で立つ。

※もう一方の足でも同様に行う。

高齢者など体が弱っている人は、座って行う

もも上げ

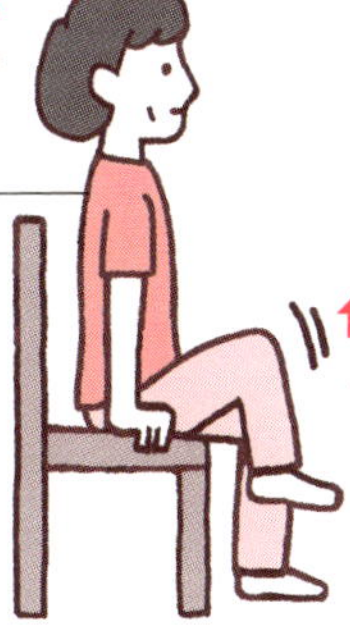

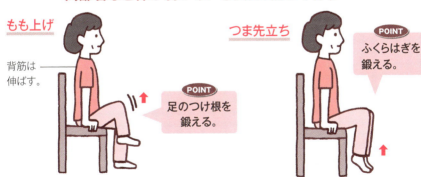

POINT
足のつけ根を鍛える。

1 1、2、3、4と数えながら、片足のももを持ち上げる。

2 5、6、7、8と数えながら下ろす。

※もう一方の足でも同様に行う。
左右1セットとして5回行う。

つま先立ち

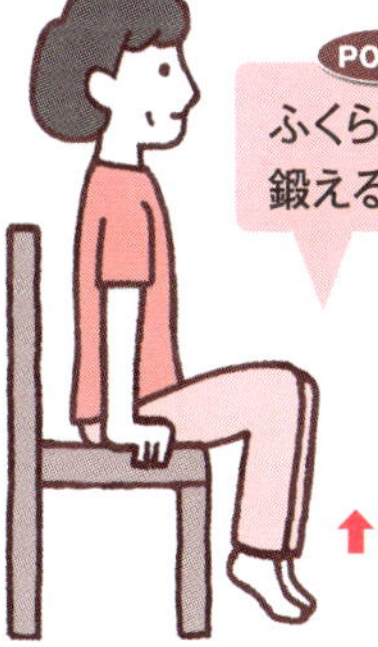

POINT
ふくらはぎを鍛える。

1 1、2、3、4と数えながら、両足のかかとを上げる。

2 5、6、7、8と数えながら下ろす。

※これを5回行う。

特効ルール　生活

体重・血圧チェックで改善効果を「見える化」

食事や運動の効果はわかりにくいものです。体重や血圧をはかってその変化をつけていれば、改善効果が見えてきます。効果が出てこなければ、食事や生活を見直します。

食事や生活改善の努力は効果を確認して調整する

慢性腎臓病と診断されたら、定期的に病院などで、たんぱく尿などの数値の変化をチェックするとともに、日ごろからの自己管理が重要になります。

まず、毎日の体重をはかって記録しましょう。数カ月程度食事や生活改善を実践して、体重が減らなければ、改善方法を見直します。なお、短期間の体重増加は、むくみの悪化が原因かもしれません。

腎機能と関連の深い血圧は、朝晩1日2回はかる習慣をつけましょう（体重とともに記録する）。数値の変化により、食事や生活改善、降圧薬などの効果を確認することができます。また、その日の血圧の状態により、運動を中止したりすることもできます。

測定した体重や血圧は、受診の際に医師に見せることで、診断や治療の参考にもなります。

体重測定の時間を決める

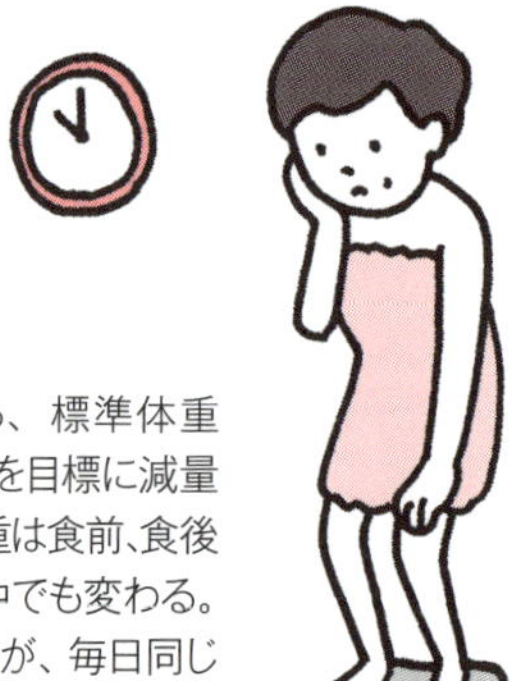

太りすぎなら、標準体重（P35参照）を目標に減量していく。体重は食前、食後など、1日の中でも変わる。いつでもよいが、毎日同じ時間にはかるようにする。

減量効果が見られないなら、生活習慣を再チェック

- □外食の回数は多くないか。
- □間食をしていないか。
- □適量を超えるお酒を飲んでないか。
- □運動量は少なくないか。

血圧は1日2回はかってグラフにすると変化のようすがひと目でわかる

高血圧は、腎機能を低下させる原因となります。同時に、慢性腎臓病は高血圧を招くという、悪循環の関係にあります。そのため、**血圧管理は慢性腎臓病対策にとても重要です。**

治療の際には、病院で血圧が測定されますが、血圧はその状況の影響も受けやすく、診察室ではかると血圧が高くなったり（白衣高血圧）、逆に診察室の血圧は正常でも家庭血圧は高いということもあります（仮面高血圧）。特に、**病院だけの測定では、仮面高血圧を見逃してしまうことになります。**こうしたことから、家庭での血圧測定が大切なのです。

朝は、起きてトイレに行ったら測定するなど、生活習慣に取り込んでしまいましょう。

家庭血圧は正しくはかる

慢性腎臓病の人の降圧目標		
	診療室血圧	130/80mmHg未満
	家庭血圧	125/75mmHg未満

朝と夜の２回

毎日、朝と夜の2回はかる。
朝は起床後1時間以内（朝食前・薬を飲む前）、夜は寝る直前。

測定のポイント

測定前にトイレはすませる。
1～2分イスに座って、落ち着いてから。
腕に巻くカフは心臓と同じ高さに。

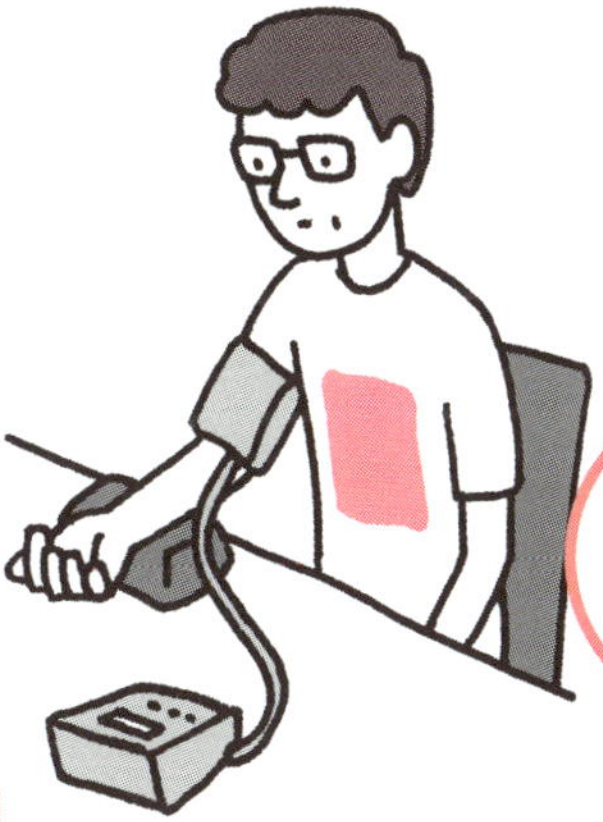

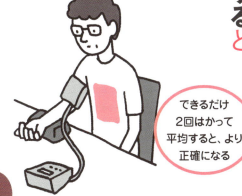

できるだけ2回はかって平均すると、より正確になる

血圧が下がらないなら生活習慣を再チェック

□野菜や食物繊維は十分とっているか。
□運動は続けているか。
□ストレスがたまってイライラしていないか。
□降圧薬は正しく飲んでいるか。

お酒は適量なら病気の進行を抑える

適量のお酒は、血行促進やストレス解消になります。その一方で、飲みすぎは心血管病などのリスクを高めます。つい食べすぎたりして、肥満にもつながりがちです。適量を守れない場合は禁酒を考えます。

ほどよく飲めば心血管病の予防にもなる

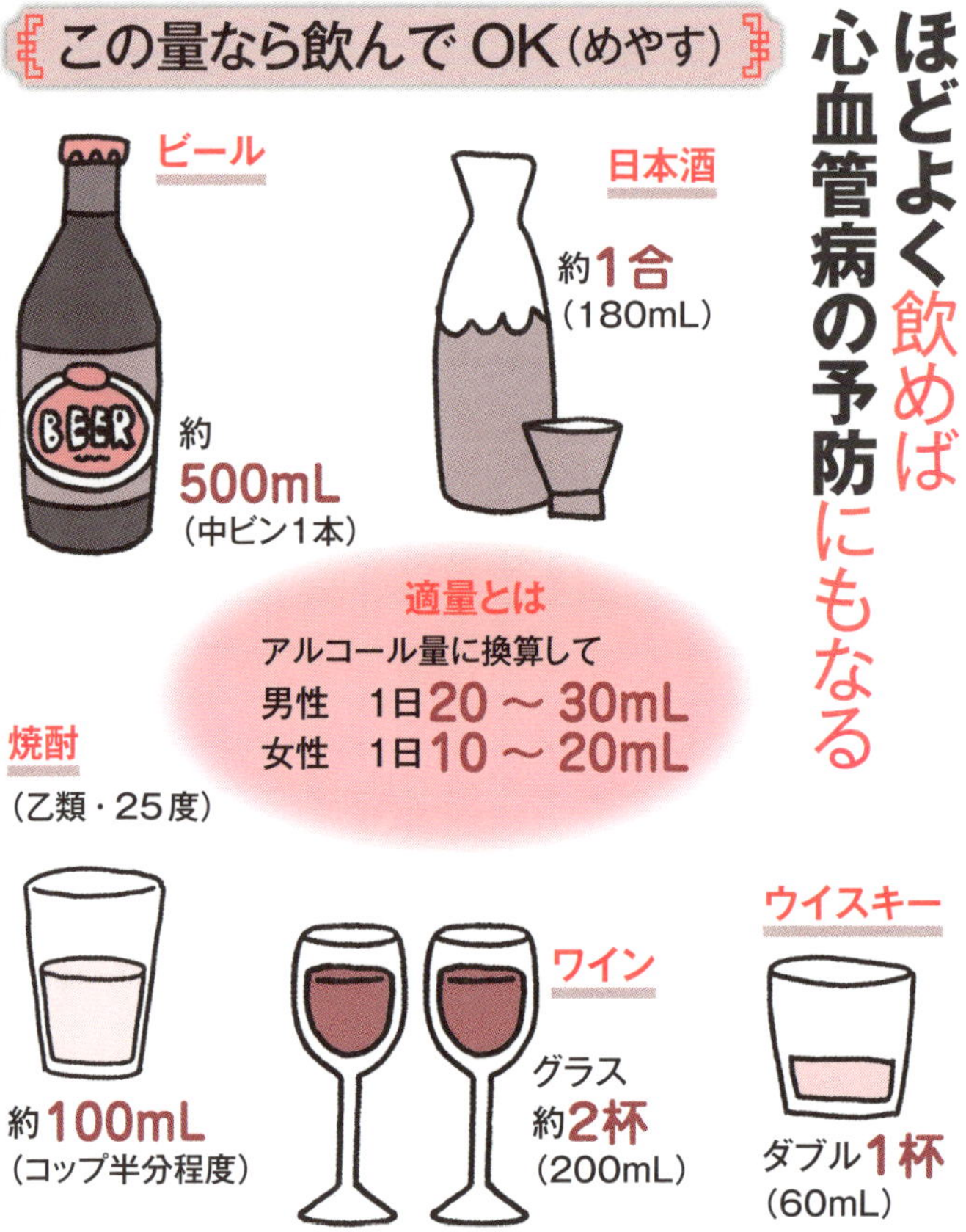
この量なら飲んでOK（めやす）
ビール
BEER
約
500mL
（中ビン1本）
日本酒
約1合
（180mL）
適量とは
アルコール量に換算して
男性　1日20～30mL
女性　1日10～20mL
焼酎
（乙類・25度）
約100mL
（コップ半分程度）
ワイン
グラス
約2杯
（200mL）
ウイスキー
ダブル1杯
（60mL）

注・アルコール量20ml程度の量を計算。アルコール度数でも異なる。

慢性腎臓病だから、お酒はいけないということはありません。病状が安定していれば、原則として飲酒はＯＫです。ただし、適量を守ることが必要です。

適量の飲酒は、慢性腎臓病の進行を抑制して心血管病の発症予防となる他、ＨＤＬコレステロールを増やす作用があることもわかっています。

アルコールによるリラックス効果も得られます。

お酒は低たんぱく・高エネルギーなので、適量であれば、たんぱく質制限時のエネルギーの確保や食欲の増進にも役立てられます。

お酒のNG習慣をあらためれば腎臓に悪影響を与えずにすむ

適量を超えた飲酒は、一転して大きな問題となります。

お酒の量が増えると食欲が増し、高エネルギーで塩分の多いおつまみを食べすぎてしまいがちです。お酒自体のエネルギー量も見逃せません。エネルギーのとりすぎは、高血圧や糖尿病、肥満やメタボリックシンドロームを招いたり、悪化させる原因となります。これらはすべて腎機能の悪化につながります。

お酒を適量にとどめるとともに、おつまみも食物繊維をとれる野菜メニューを選ぶなどの注意をします。

飲みすぎている人は、まず今の半分を目標にお酒を減らし、適量に近づけます。節度を持って楽しいお酒に努めましょう。

NG習慣を今日から改善

NG！

ひたすらお酒だけ飲み続ける

空腹時のお酒は、アルコールの血中濃度を急速に上げ、悪酔いの原因になる。

↓

おつまみなどを食べながらゆっくりと飲む。

NG！

毎日欠かさず飲む

毎日の飲酒は、肝臓など体に負担をかける。飲酒量が多いと血圧を上げる原因にもなる。

↓

週に2日は休肝日にして肝臓を休ませる。

NG！

お酒とつまみが夕食代わり

居酒屋などのおつまみは高エネルギーのものが多い。お酒と一緒だとつい食べすぎになりがち。

↓

野菜や豆腐を使った低エネルギーのおつまみを選ぶ。

NG！

大声ではしゃいだり口論したりする

酔いにまかせて興奮しすぎると、血圧上昇につながる。

↓

酔いすぎが原因の1つ。適量をつかみ、ほろ酔い程度を守って楽しく飲む。

NG！

寝酒の習慣がある

寝る直前のお酒は眠りを浅くして、翌日に疲れが残りがち。

↓

睡眠までに肝臓がアルコールを分解できるよう、夜8～9時には飲み終えたい。

特効ルール　生活

腎機能に悪影響を及ぼすタバコをやめる

喫煙は慢性腎臓病の発症や進行のリスクの1つです。そればかりではなく、高血圧や高血糖、脂質異常を招くことにもなります。少しずつ減らすのではなく、きっぱりと禁煙することが必要です。

腎臓への悪影響をなくすには 節煙では意味がない

喫煙が体にもたらす害は、とても大きいため、本数を減らしたりニコチンの少ないものに種類を変えるだけでは、あまり意味がありません。腎機能をこれ以上低下させないためにも、必ず禁煙しましょう。

また喫煙は、尿たんぱくを増加させ、直接的に腎機能の低下を促進させることもわかってきています。

タバコに含まれる有害物質は、全身の血管を収縮させ、傷つけます。その結果、高血圧を招き、動脈硬化を進行させます。糖尿病の人は、血糖値が下がりにくくなります。動脈硬化は、脂質異常症にも悪影響を及ぼします。副流煙など、周囲への害も見逃せません。

腎臓の血管も当然傷むことになり、慢性腎臓病は悪化してしまいます。これらのことから、喫煙は心筋梗塞《しんきんこうそく》や脳梗塞など、心血管病の大きなリスクとなります。

不利益のほうがずっと大きい

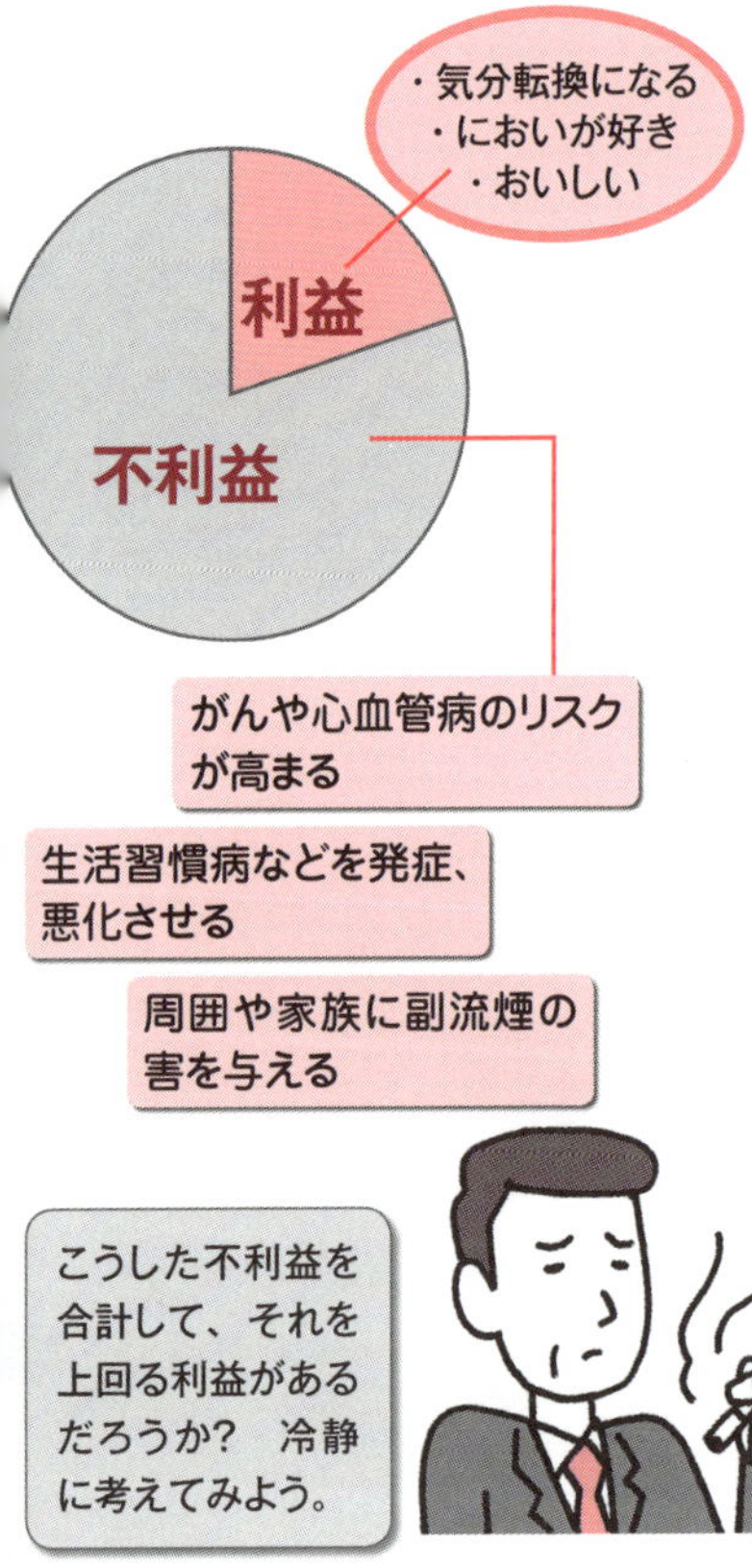

・気分転換になる
・においが好き
・おいしい
利益
不利益
がんや心血管病のリスクが高まる
生活習慣病などを発症、悪化させる
周囲や家族に副流煙の害を与える
こうした不利益を合計して、それを上回る利益があるだろうか？　冷静に考えてみよう。

もし禁煙に失敗したら その経験を糧にして再チャレンジ

上手な禁煙にはポイントがある

禁煙の手順

1 禁煙開始日を決める
「今日からやめる」など、具体的な開始日を決めて、その意思をはっきりさせる。

2 周囲に禁煙を宣言する
家族や友人、医師など、周囲に禁煙を宣言する。宣言書を作成してサインをしておくのもよい。

3 ノートなどに記録していく
禁煙の達成状況を、毎日記録していく。禁煙が続いていることを目で確認できると、意欲が高まる。

口さみしいとき

・水やお茶を飲む
・ガムを噛む（低エネルギーのもの）
・歯を磨く

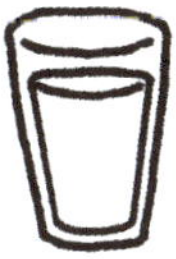

落ち着かない、イライラするとき

・深呼吸をする
・軽い体操をする
・その他、自分なりの方法で気分転換

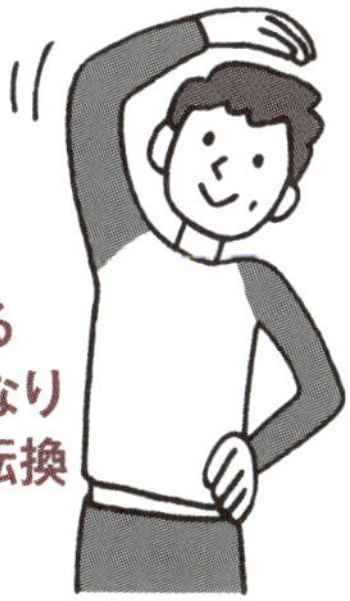

喫煙者の多くは「ニコチン依存」の状態となっているため、禁煙は簡単ではありません。禁煙を決意したら、まずはいつもタバコを吸っているような場所や状況を、できるだけ遠ざけます。

また、微量のニコチンを含むニコチンガムやニコチンパッチを使うことで、ニコチンへの依存状態を少しずつ緩和することもできます。独力で難しければ、禁煙外来を利用してもよいでしょう。

喫煙を続けている限り病気はよくならないと考え、失敗しても何度でもトライする気持ちも必要です。

禁煙に失敗すると、「やっぱり自分にはできないんだ」などと、ネガティブに考えがちです。「失敗はつきもの。今回の経験は次回に役立つはず」とポジティブにとらえて、再度チャレンジしましょう。

特効ルール　生活

ぬるめのお風呂で腎臓の血行をよくする

一日の終わりにお風呂に入れば、仕事や人間関係の疲れもやわらぎます。血行がよくなるなど、腎臓へのよい効果も期待できます。ただし、熱すぎるお風呂はかえって体によくありません。

一日の疲れをお湯で流せて、腎臓の血行にもよい効果がある

温かいお風呂に入ると、疲れやストレスがやわらぎ、リラックス効果を得られます。

できるだけシャワーですまさず、ゆったりと湯船につかりましょう。全身の血行がよくなり、腎臓への血流もよくなるため、腎機能改善の助けにもなります。

ただし、ふだんより血圧が高いときや、強いむくみが見られるときには、入浴を避けます。また、血液透析を行っている人は、透析を行った日の入浴はひかえましょう。

3つの効果でリラックス

温熱の効果（体が温まる）

水圧の効果（水の圧力が体にかかる）

浮力の効果（体が軽くなる）

- 適度な運動と同様、血行がよくなり新陳代謝を促す
- 筋肉などがほぐれ、体の疲れがやわらぐ
- 副交感《ふくこうかん》神経が働いて、リラックスできる

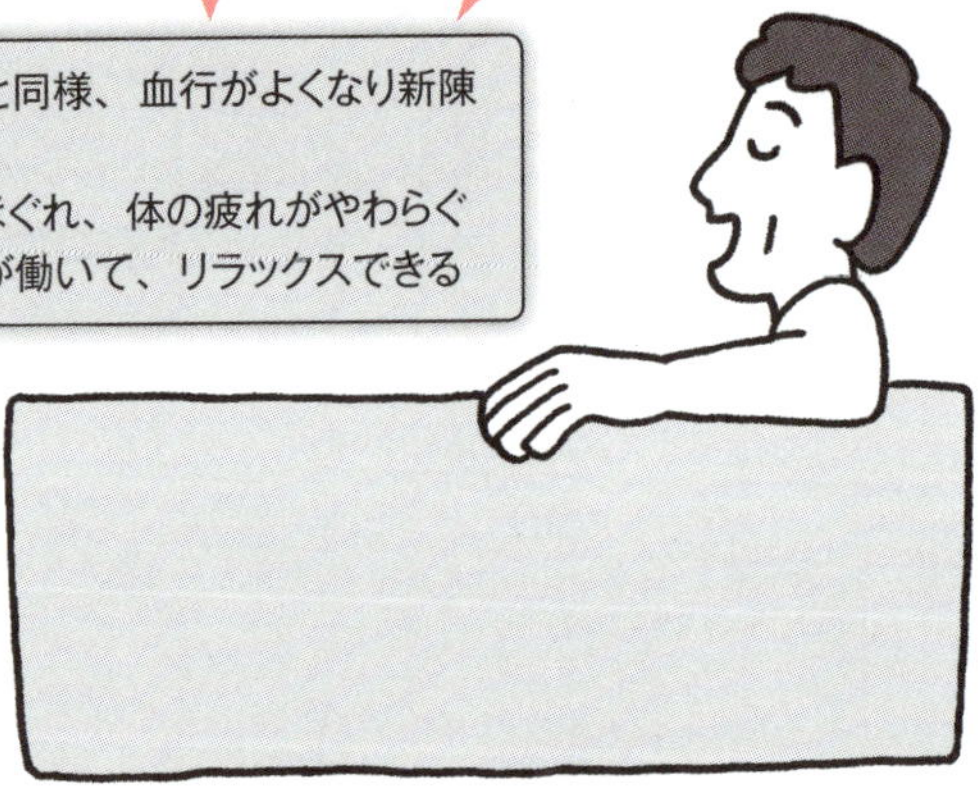

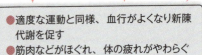

リラックス効果をもっと高める

入浴剤を使ったり、しょうぶやゆずで季節感も

香りには副交感神経を働かせる効果があり、さらに緊張をやわらげる。

入浴中にマッサージなどで体をほぐす

湯船の中で体をマッサージする、水圧を調整できるシャワーで肩こりをほぐすなど。

熱いお湯ではリラックスにならない
ぬるめのお湯なら血圧にもよい

熱いお湯につかると血圧は急上昇し、お風呂から出ると血圧が一気に下がります。こうした血圧の急な変化は、血圧の高い人はもちろん、慢性腎臓病の人にとっても好ましいことではありません。

できるだけ血圧を変動させない、つまり腎臓にもやさしい入浴を心がけましょう。大きなポイントは、熱すぎるお湯を避けることと、長時間の入浴をひかえることです（ただし短すぎる入浴もよくない）。浴室と脱衣所は、温度差が小さくなるように気を配りましょう。湯冷めにも注意します。

また、飲酒後すぐの入浴も、血圧の急上昇を招き、心臓に負担をかけるため、よくありません。

血圧を上げない入浴のポイント

入浴前のポイント

温度差に注意

浴室や脱衣所の温度差が大きいと、血圧の急上昇を招く。冬など、浴室や脱衣所は暖かくしておく。

入浴時のポイント

熱いお湯はNG

42度以上のお湯は避ける

熱いお湯は交感神経を刺激して血圧を上げる。37～40度前後のぬるめのお湯に。

お湯につかる時間は1回3～5分にとどめる

1回に、10分以上続けてつかるのは避ける。

半身浴を心がける

肩までつかると水圧で心臓に負担がかかる。胸より下でつかる半身浴がよい。

入浴後のポイント

湯冷めを避ける

体はよくふいてすぐ服を着る。髪も早くかわかすこと。

！ こんなときは入浴をやめる

むくみがある
血圧がいつもより高い
食事の後すぐ
お酒を飲んだ直後

特効ルール 生活

快眠で腎臓への負担をやわらげる

慢性腎臓病のための生活改善では、正しい生活リズムの中で、十分な睡眠をとることも欠かせません。また、快適な目覚めにより、朝食を食べて活力のある一日をスタートさせることができます。

7~8時間ぐっすり眠ると腎臓にかかわる病気の予防になる

6時間以下の短時間睡眠が続くと、腎機能の低下に関係する高血圧や糖尿病、肥満などに悪影響を与えます。

血圧は、副交感《ふくこうかん》神経（リラックスしているときに働く）が優位となる睡眠中に最も低くなります。睡眠不足だと、興奮、緊張しているときに働く交感神経が活発なままで、血圧が下がりにくくなり、高血圧が起きやすくなります。

睡眠中に分泌されるホルモンには、エネルギー代謝に関連する働きがあり、睡眠が浅かったり十分でないと、高血糖や脂質異常を招きます。

また、睡眠時間が5時間以下になると、たんぱく尿が出やすくなるという報告もあります。

よい睡眠をとれば、その日の疲労やストレスなども解消できます。眠りに入りやすい生活習慣や就寝環境づくりを工夫しましょう。

睡眠不足は危険

睡眠不足、睡眠障害＊
＊不眠症、睡眠時無呼吸症候群など。

↓

ホルモンの分泌や
自律神経の働きが乱れる

↓

生活習慣病になりやすくなり、
腎臓にも悪影響を及ぼす

太りやすくなる
➡メタボリックシンドローム

血圧が上がる➡高血圧

血糖値が上がる➡糖尿病

コレステロール値が悪化する
➡脂質異常症

↓

心血管病の危険
（心筋梗塞《しんきんこうそく》、脳卒中など）

生活全体のリズムを正せば ぐっすり眠れるようになる

快眠生活の 2 つのルール

1 規則正しい一日を過ごす

食事 適正なエネルギー量を3食でとる。夕食は、寝る3時間前には食べ終わること。

運動 日中、適度な運動をしてしっかりエネルギーを消費すると、ほどよく疲れて眠りやすくなる。

入浴 寝る2～3時間前に入浴すると、スムーズに体温が下がり睡眠に導かれやすい。

2 寝つきを悪くする習慣はやめる

× 寝る直前のお酒（寝酒）

× 寝る直前のタバコ

× 夕食後のコーヒーなど（カフェイン）

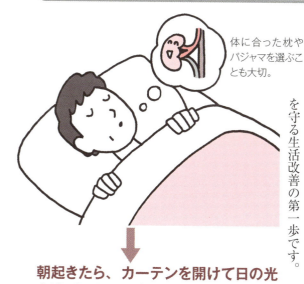

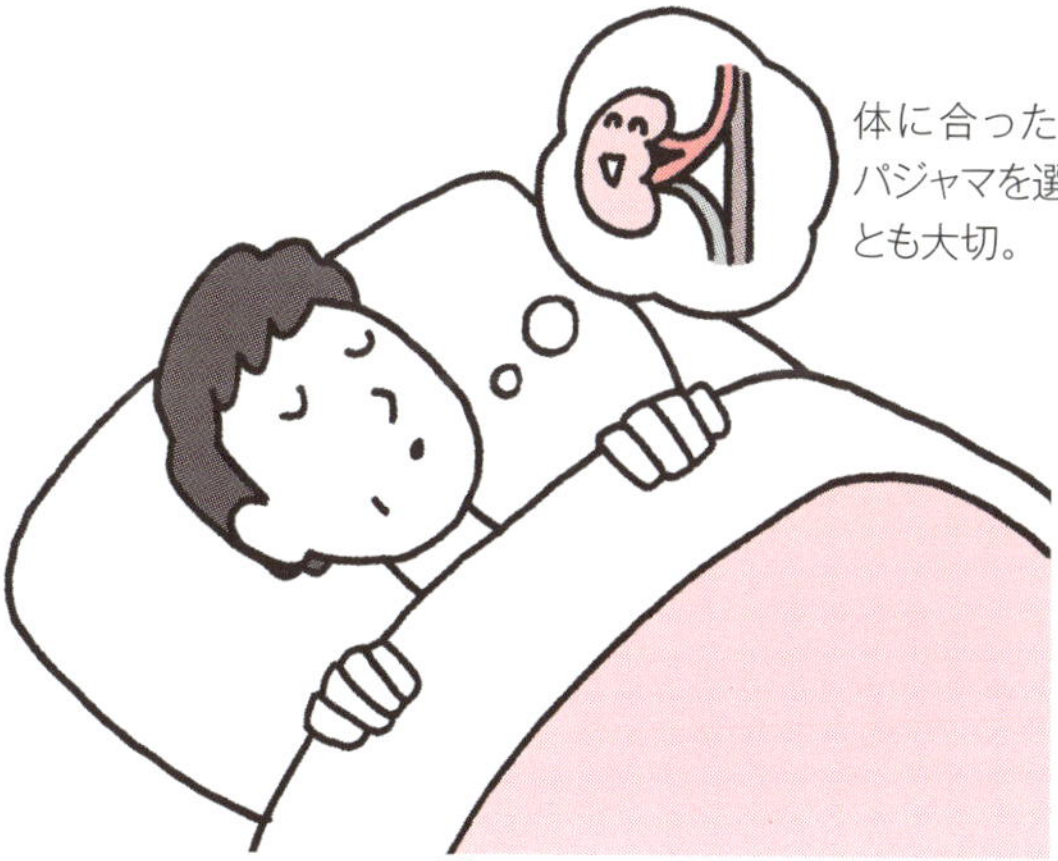

体に合った枕やパジャマを選ぶことも大切。

朝起きたら、カーテンを開けて日の光を浴びると、目覚めがよくなる

人間には、昼は活動し、夜は眠るという自然のリズムがあります。早寝早起き、規則正しい食生活、適度な運動など生活のリズムを正して、よい睡眠をとりやすくします。

日中は活動的に過ごし、ほどよく体を疲れさせ、決まった時間にふとんやベッドに入りましょう。腎機能を守る生活改善の第一歩です。

特効ルール 生活

ため込んだストレスは腎臓の血流に悪影響

過剰なストレスは、心の病の原因になるばかりでなく、体の病気にもつながります。しかし、ストレスが完全になくなることはないでしょう。ささいなストレスを気にしすぎないことも大切です。

ストレスが続くと腎臓によくない

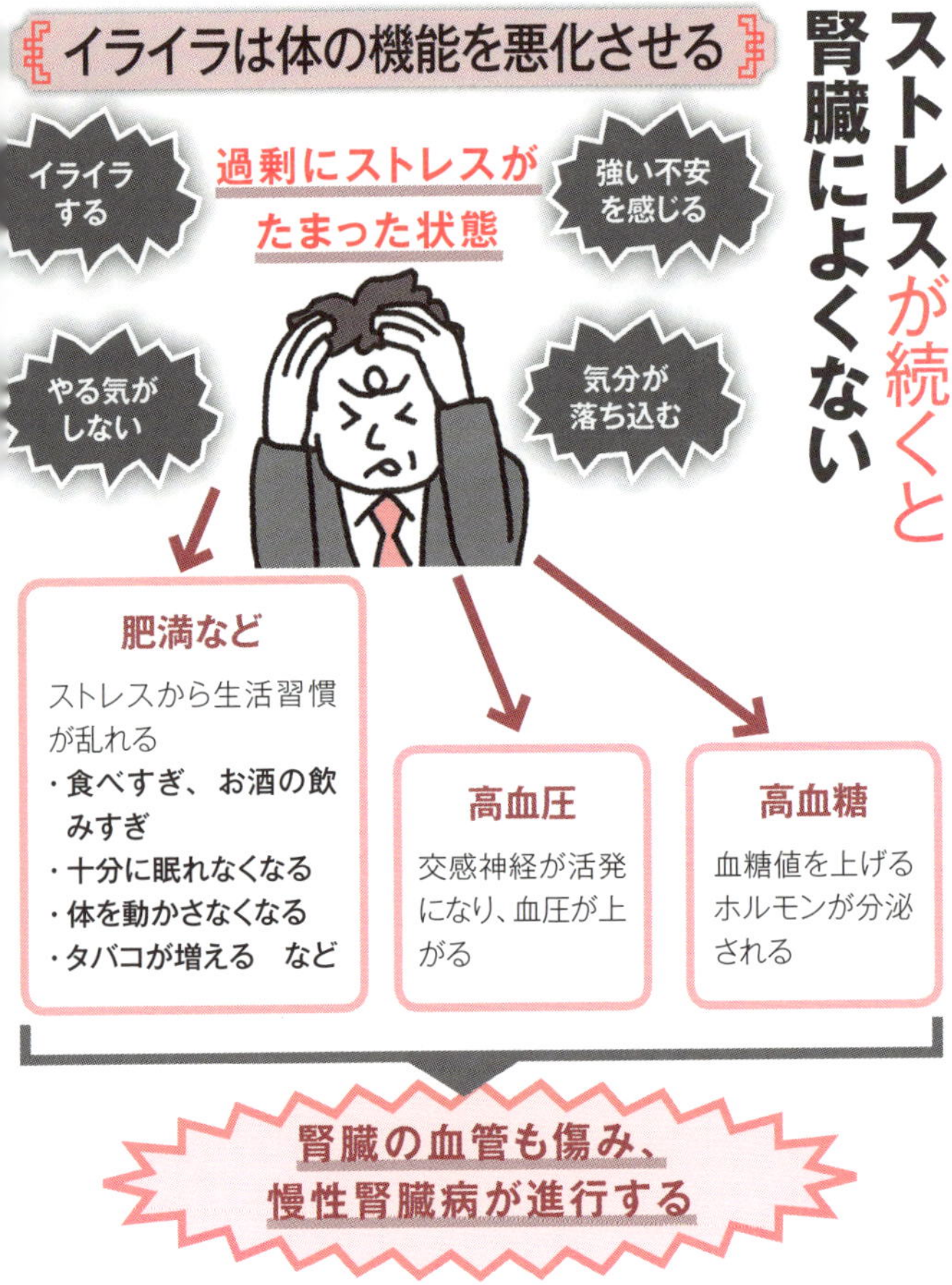
イライラは体の機能を悪化させる
過剰にストレスがたまった状態
イライラする
強い不安を感じる
やる気がしない
気分が落ち込む
肥満など
ストレスから生活習慣が乱れる
・食べすぎ、お酒の飲みすぎ
・十分に眠れなくなる
・体を動かさなくなる
・タバコが増える　など
高血圧
交感神経が活発になり、血圧が上がる
高血糖
血糖値を上げるホルモンが分泌される
腎臓の血管も傷み、慢性腎臓病が進行する

ストレスは、腎臓への血流を低下させて腎機能の低下を招く、慢性腎臓病の危険因子の1つです。

ストレスを受けると、体を緊張させる交感《こうかん》神経が活発になって、血圧が上がります。また、アドレナリンというホルモンが分泌されて血糖値も上がるなど、体全体に悪影響を及ぼします。

慢性腎臓病が進むと、病気への不安や食事療法へのイライラから、ストレスがたまることもあります。こうしたストレスから、暴飲暴食や睡眠不足などに陥ると、どんどん病状を悪化させてしまいます。

ストレスへの対処は必須です。

ストレスを感じたときにすぐ対処して心や体への負担を長引かせない

早めにストレス解消をはかる

ストレスは我慢していてもなくならない。積極的に解消を考える。一方で、ある程度のストレスは「あって当たり前」と気楽にとらえることも必要。

ストレス

解消テク 1　発想を変える
強いストレスを感じているときは、考えが硬直してネガティブにこりかたまりがち。同じ出来事でも、見方を変えれば、前向きに考えられることもある。

解消テク 2　抱え込まない
困ったときやつらいときは、1人で考え込んでも落ち込むばかり。友人や家族に話すだけでも少し気が楽になる。

解消テク 3　ゆったりした時間をつくる
音楽を聴いたり、お茶を楽しんだり、森林浴をしたりするなど、聴覚、嗅覚など五感を刺激して、リラックスする。

解消テク 4　好きなことに集中する
趣味などに集中し、その時間は他のことを考えない。できれば、手や体を使うもののほうが脳によい影響がある。

解消テク 5　体を動かす
スポーツなどで汗をかけば、もやもやした気分を発散できる。ただし、がんばりすぎるとかえって疲れてしまうので、軽めのものにする。

ストレスへの対処法に、決まりがあるわけではありません。ただし、長くため込むとうつ病などの危険もあります。体への悪影響も大きくなります。**ストレスを感じたときは、早めにこまめに解消していくのがコツです。**

休日は「何もやる気が起きない」というときも、家に閉じこもらず外に出るようにします。日の光を浴びて散歩するだけでも、ちょっとした気分転換になります。

慢性腎臓病の人は、病気のことを考えすぎるのもよくありません。こまめに気分転換をはかりましょう。

ストレスを発散するためといっても、たくさんお酒を飲んだり、タバコの本数を増やしたりするのは、自分の体を傷めるばかりで、かえってストレスの種を増やすことになります。こうした方法は避けましょう。

特効ルール　生活

かぜや発熱は腎機能低下を招く

慢性腎臓病の人は免疫力が低下しています。かぜやインフルエンザにかかると重くなりやすいので、注意が必要です。健康的な生活により体力維持に努め、予防接種はきちんと受けましょう。

感染症は重くなりやすいため予防接種を必ず受ける

かぜなどの感染症対策を

慢性腎臓病の人は免疫力が落ちている

かぜやインフルエンザなど感染症にかかりやすい

感染症は、腎機能を低下させる

↓

感染症対策で腎臓を守る

薬は医師に相談してから
市販薬は腎機能を低下させる場合があるので、医師に確認する

体調の変化に注意
体調が悪いときは、すぐかかりつけの病院を受診する

予防接種を受ける
流行前に、インフルエンザのワクチン接種を受けておく

慢性腎臓病が進行してたんぱく質の制限を行っている人や、副腎《ふくじん》皮質《ひしつ》ステロイド薬や免疫抑制薬を使用している人は、かぜなどの感染症にかかりやすく、かかった場合、重症化しやすくなります。発熱は、腎機能の低下を招く危険因子でもあります。腎臓を守り、危険な状態を招かないためにも、日ごろから予防を心がけましょう。インフルエンザは自分だけでなく、家族も一緒にワクチンを接種して感染を防ぎます。

ただし、IgA《アイジーエー》腎症やネフローゼ症候群、ループス腎炎などでは、予防接種が推奨されないこともあるので、事前に医師に相談します。

夏は冷房、冬は寒さ対策で腎臓の働きを低下させない

日ごろから、手洗い、うがい、マスクなどで感染症予防対策を行うとともに、気候の変化への対応も重要なポイントになります。

特に腎臓病にとって、冷えは大敵です。体が冷えると、全身の血管が収縮して血流が悪くなり、高血圧を招き、腎機能の低下につながります。かぜもひきやすくなります。

血圧対策という観点からは、冷えだけでなく、寒暖差にも気を配る必要があります。冬の室内と屋外の温度差はもちろん、夏の冷房対策も必須です。

室内外の温度差は5度以内をめやすとして、衣服などで調整できるよう、夏でも薄い上着などを携帯するとよいでしょう。

腎臓のための血圧対策

夏の対策

- □部屋の中と屋外の温度差が、大きくなりすぎないようにする（差は5度以内に）。
- □冷房や扇風機の風には、直接当たらないようにする。
- □店や職場での冷房の効きすぎ対策に、カーディガンやひざ掛けを携帯する。

冬の対策

- □部屋の中と屋外の温度差が、大きくなりすぎないようにする（差は5度以内に）。
- □トイレや洗面所には暖房器具などを置く。
- □外出時は、重ね着や帽子、マフラーなどで体から熱を逃がさない。

季節によらず、栄養の偏りのない食事や適度な運動習慣により、かぜなどにかかりにくい体づくりも大切

夏は、こまめな水分補給も大切。ただし、スポーツ飲料にはカリウムやナトリウム（塩分）が多いので、避ける

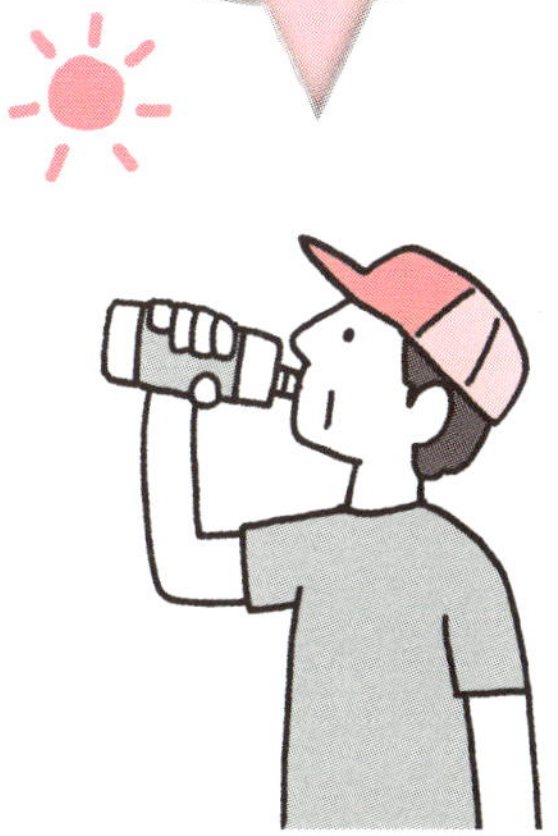

特効ルール 生活

腎臓を守るため無理な働き方は避ける

慢性腎臓病は、初期の段階なら生活習慣の注意ですみますが、進行とともに、より腎臓の負担を小さくすることが必要になります。疲れがたまらないよう生活を工夫します。

がんばりすぎの生活をやめて腎臓をいたわる

初期の慢性腎臓病は、腎機能を低下させないため、早寝早起きや1日3食といった、規則正しい生活を心がけることが大切です。その後、病状や進行具合によって、段階的に日常生活の活動を抑える必要も出てきます（生活指導区分・左ページ図）。

肉体労働や毎日深夜に及ぶような仕事は腎臓の負担が大きいため、仕事内容の調整などが必要になる場合もあります。医師の指示にしたがって、無理のない生活を心がけます。

この機会に働き方や生活を見直し、休日には十分な休養を心がけるなど、腎臓をいたわる生活にシフトしていきましょう。

無理のない働き方が重要

慢性腎臓病と診断されたら

- Point 残業を減らして、疲れをためない。
- Point 昼休みや休憩時間はきちんと休む。休日は軽い運動などでリフレッシュを。
- Point 決まった時間に食事をとる。外食を減らす。
- Point つき合いや接待などのお酒の機会を減らす。

慢性腎臓病が進行したら

- Point 肉体労働や日常的な長時間労働、長時間の外回り、頻繁な出張などはひかえる。
- Point 会社に、勤務内容や配置替えなどを相談することも必要になる。

体に無理をさせないよう、こんな制限がある

生活指導区分（成人）

運動強度（メッツ）はP89参照。

区分	通勤・通学	活動の運動強度	制限の内容	めやす
普通生活（E）	制限なし	7メッツ程度も可	家事：通常の家事 勤務内容：制限なし	慢性腎臓病のステージG1では、基本的に特別な制限はない
軽度制限（D）	2時間程度まで	5〜6メッツ以下	家事：通常の家事 勤務内容：肉体労働は制限　普通勤務、残業、出張は可	たんぱく尿の量、高血圧や糖尿病の有無など、病状などに応じて医師から指導を受ける
中等度制限（C）	1時間程度まで	4〜5メッツ以下	家事：通常の家事、育児も可 勤務内容：一般事務は可　一般の手作業や機械操作は、深夜、時間外勤務は避ける。出張も避ける	ステージG4になると、中等度制限〜高度制限が必要になる
高度制限（B）	30分程度まで	3〜4メッツ以下	家事：軽い家事（3時間程度）、買い物（30分程度） 勤務内容：軽作業は可　勤務時間制限、残業、出張、夜勤不可（勤務内容による）	
安静（入院・自宅療養）（A）	不可	1メッツ以下	家事：不可 勤務内容：不可（要休養）	透析療法の導入時期などの検討・実施（透析導入後は安静解除可）

生活指導区分A〜Eのどこに
当てはまるかは、医師の判断による。
治療の経過により区分は変更される。

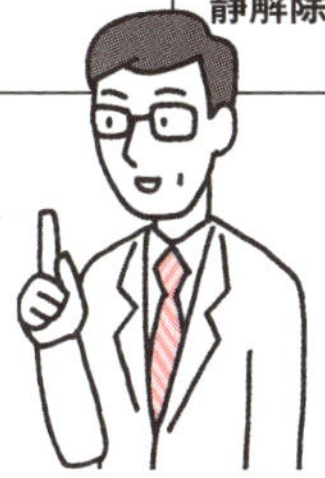

特効ルール 生活

腎臓病の人の旅行は食事と疲れに注意

非日常である旅行ではつい気が緩んで、食べすぎたりハメを外したりしがちです。計画や事前準備をしっかりして、数値を悪化させないように気をつけましょう。

病気が進行してからの旅行は無理をせず、食事に十分注意する

腎臓病であっても、**病状が安定していれば、旅行に出かけても問題はありません。**ただし、慣れない旅先では、自己管理が重要です。

特に気をつけたいのは食事です。不規則な食事時間や食べすぎ、飲みすぎに気をつけましょう。疲れてしまわないよう、ゆったりとしたスケジュールにすることも大切です。薬の飲み忘れにも注意します。

透析療法をしている人でも、旅行は可能です。ただし、事前にメディカルチェックを受けましょう。

旅行を心配なく楽しむために

注意1
塩分や食べすぎに注意

食事場所は、事前に下調べをして、メニューを確認した上で予約しておくと安心。

注意2
ハメを外さないよう気をつける

旅行先では、解放感からつい食べすぎたりしてしまいがち。節度をもって行動する。

注意3
スケジュールは詰め込まない

欲張って多くのスポットを回ろうとすると、移動などで疲れてしまう。ゆったりしたスケジュールにする。

注意4
温泉では血圧の変動に気を配る

入浴を何度も繰り返したり長時間入っていると、体力を消耗したり血圧上昇を招く。ほどほどにしておく。

透析療法を受けている人は

旅行前に医師に相談する

病状が安定していることが必要。できるだけ早めに、医師に相談してOKをもらう。

現地で透析の手配が必要

1泊2日以上なら旅行先で透析が必要になる。医師に紹介してもらい手配する。

PART 3

腎機能が低下すると
こんなに怖い!

“腎臓病”ってどんな病気?

腎臓は老廃物を排出し体内バランスを保つ

生命維持に不可欠な「縁の下の力持ち」

腎臓は左右に2個あり、握りこぶしくらいの大きさで、1つが120～150g程度という小さな臓器です。目立たない臓器ですが、生命を維持するために、欠かすことはできません。

腎臓の内部には、たくさんの細かい血管が集まっています。これらの血管は、すべてネフロンという組織につながっています。ネフロンは、血液をろ過して尿をつくります。

ネフロンは1個の腎臓に約100万個あり、1個の糸球体《しきゅうたい》と1本の尿細管により構成されています。

糸球体は、ボウマン嚢《のう》という袋に包まれた、毛糸玉のような形をした毛細血管のかたまりです。この糸球体が、血液をろ過するフィルターの役割を果たします。

血液は腎臓でろ過されきれいになって心臓に戻る

心臓から送り出された血液は、動脈を通して、酸素や栄養を体のすみずみへとどけます。栄養などが体で使われると老廃物（クレアチニンや尿酸など）を生じ、静脈を介して心臓に戻ります。腎臓は、心臓から送り出される血液の20％を受けて糸球体の働きにより血液から老廃物を取り除き、きれいな血液にして静脈に戻すのです。

腎臓病マメ知識

体内環境を整えるため、ホルモンを分泌する

腎臓には、体内の水分量を一定にしてその成分を調整したり、体の内部環境を整える役割も果たしています。

たとえば、レニン、プロスタグランジン、キニンといったホルモンを分泌して血圧を調整し、エリスロポエチンというホルモンを分泌して赤血球の生成をコントロールしています。

また、骨の強度にかかわるビタミンDを活性化させ、カルシウムバランスを守るのも重要な役目です。

腎臓にはいつも多量の血液が出入りしている

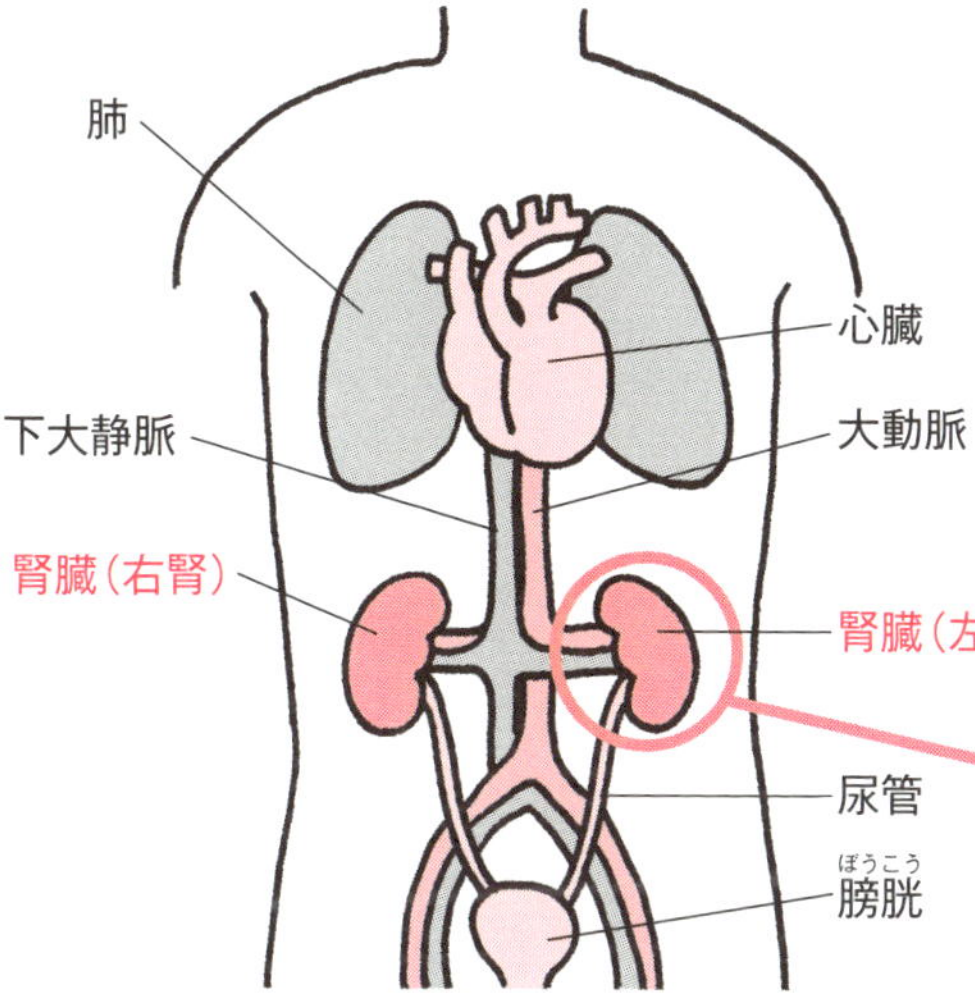

腰のやや上に2つある

腎臓には1分間に約1Lの血液が入り、老廃物が取り除かれて体内に戻る。この過程で尿がつくられて、尿管へ送られる。

この部分にネフロン（糸球体＋尿細管）がつまっている。

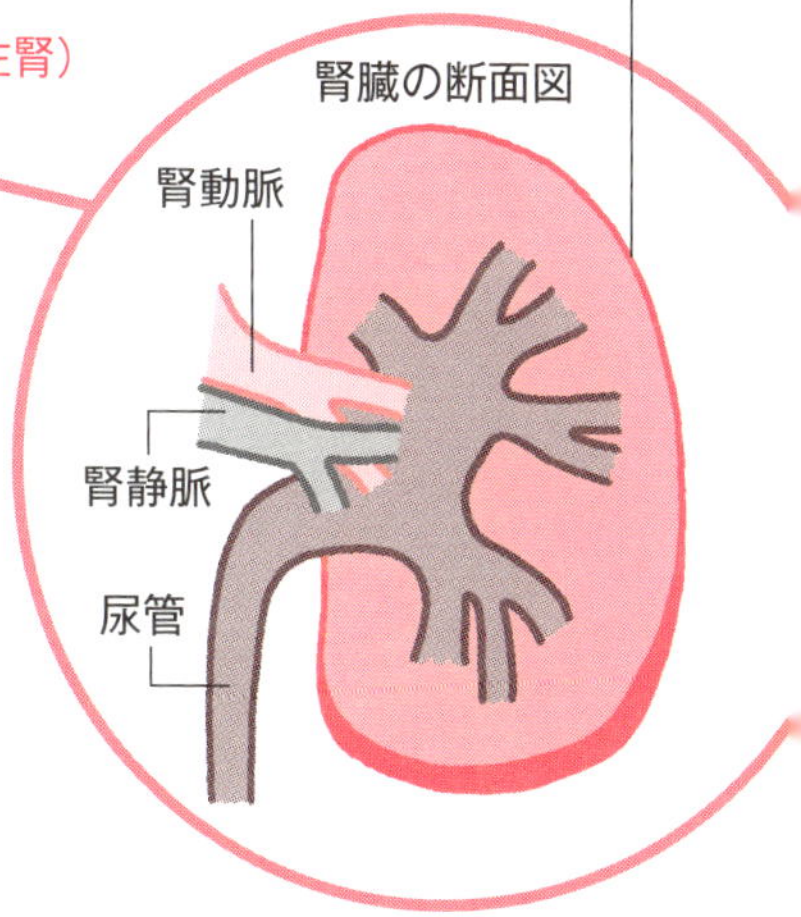

腎臓には豊富な血管がある

血液は腎動脈から入り、腎臓内の小動脈→細動脈に枝分かれしてネフロンへ至る。腎臓1個には約100万個のネフロンがある。ネフロンは1個の糸球体と1本の尿細管からなる。

ネフロンは糸球体と尿細管からなる

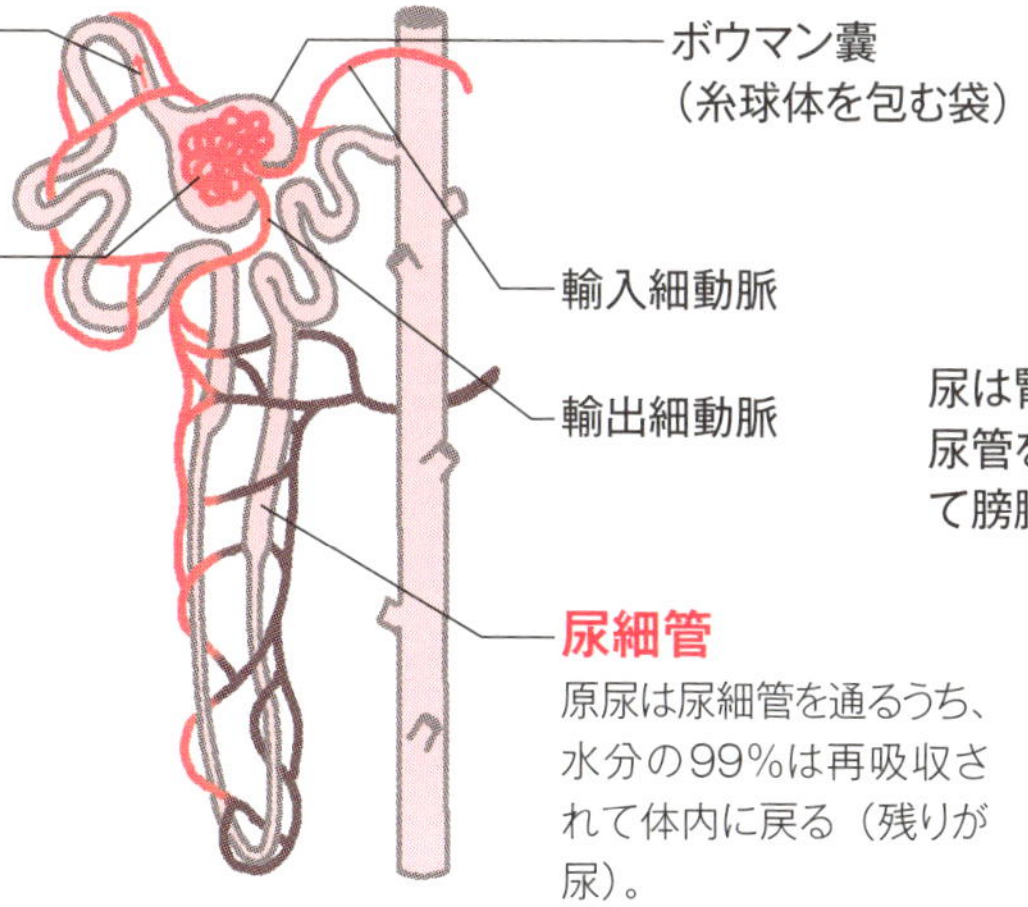

糸球体

糸球体には毛細血管が集まっており、血液から老廃物をろ過して原尿をつくる。原尿は尿細管へ出ていく。血液は糸球体を通過後、輸出細動脈を通り、尿細管周囲で再び毛細血管となり、腎全体に酸素や栄養を補給し、腎静脈から心臓に戻す。

尿細管

原尿は尿細管を通るうち、水分の99%は再吸収されて体内に戻る（残りが尿）。

尿は腎臓から尿管を経由して膀胱へ。

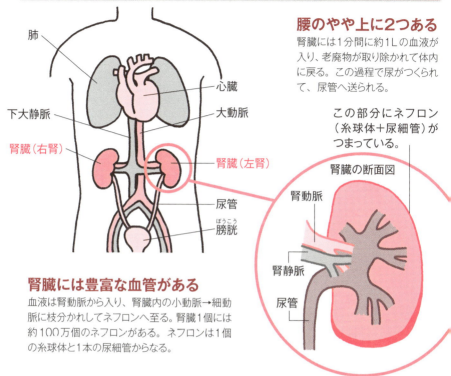

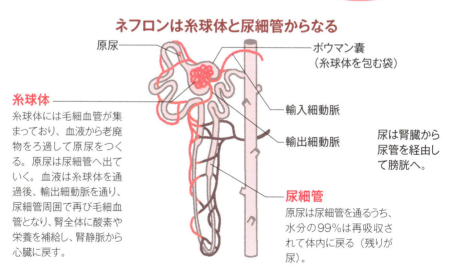

よくない生活習慣が慢性腎臓病を招く

さまざまな原因から腎機能が落ちていく

たんぱく尿が見られたり、一定の腎機能の低下があって、いずれか（または両方）が3カ月以上続くと、慢性腎臓病と診断されます（P13参照）。

慢性腎臓病は、加齢や遺伝などにより腎臓自体の問題が生じて起きる場合もありますが、高血圧や糖尿病、肥満、脂質異常症、メタボリックシンドロームなどの生活習慣病が、大きな危険因子です。

慢性腎臓病が危険とされるのは、やがて腎臓の機能がほとんど働かなくなってしまう末期腎不全になってしまうほか、全身の血管が傷んで動脈硬化が進み、脳卒中や心筋梗塞《しんきんこうそく》などの心血管病の発症するリスクが高まってしまうためです。

毎日の生活を正して腎臓に無理をさせない

通常、かなり進行するまで自覚症状は現れません。比較的簡単な検査で診断できるため、定期的に健診を受けることが大切です。早い段階で発見し、原因に合わせて治療を行っていくことにより、進行を防ぐことができます。

慢性腎臓病には、毎日の生活習慣が大きく影響します。腎臓に負担をかけないような食事や生活を心がけましょう。

慢性腎臓病の人は約1330万人

日本におけるCKD患者数（20歳以上）

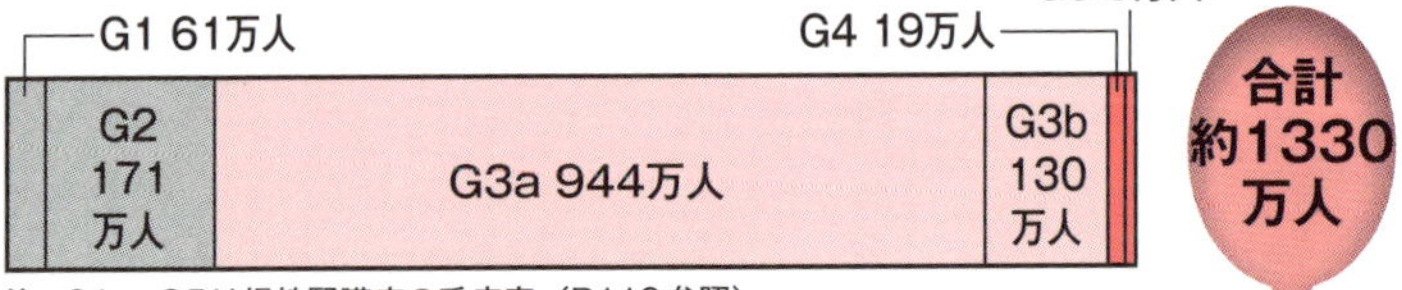

G1 61万人
G2 171 万人
G3a 944万人
G3b 130 万人
G4 19万人
G5 5万人
合計 約1330 万人

注・G1～G5は慢性腎臓病の重症度（P119参照）。

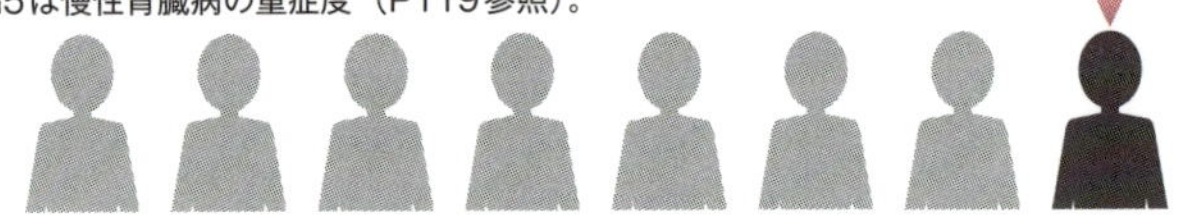

成人（20歳以上）の8人に1人が慢性腎臓病

（日本腎臓学会「CKD診療ガイド2012」より作成）

慢性腎臓病はさまざまな病気と結びつく

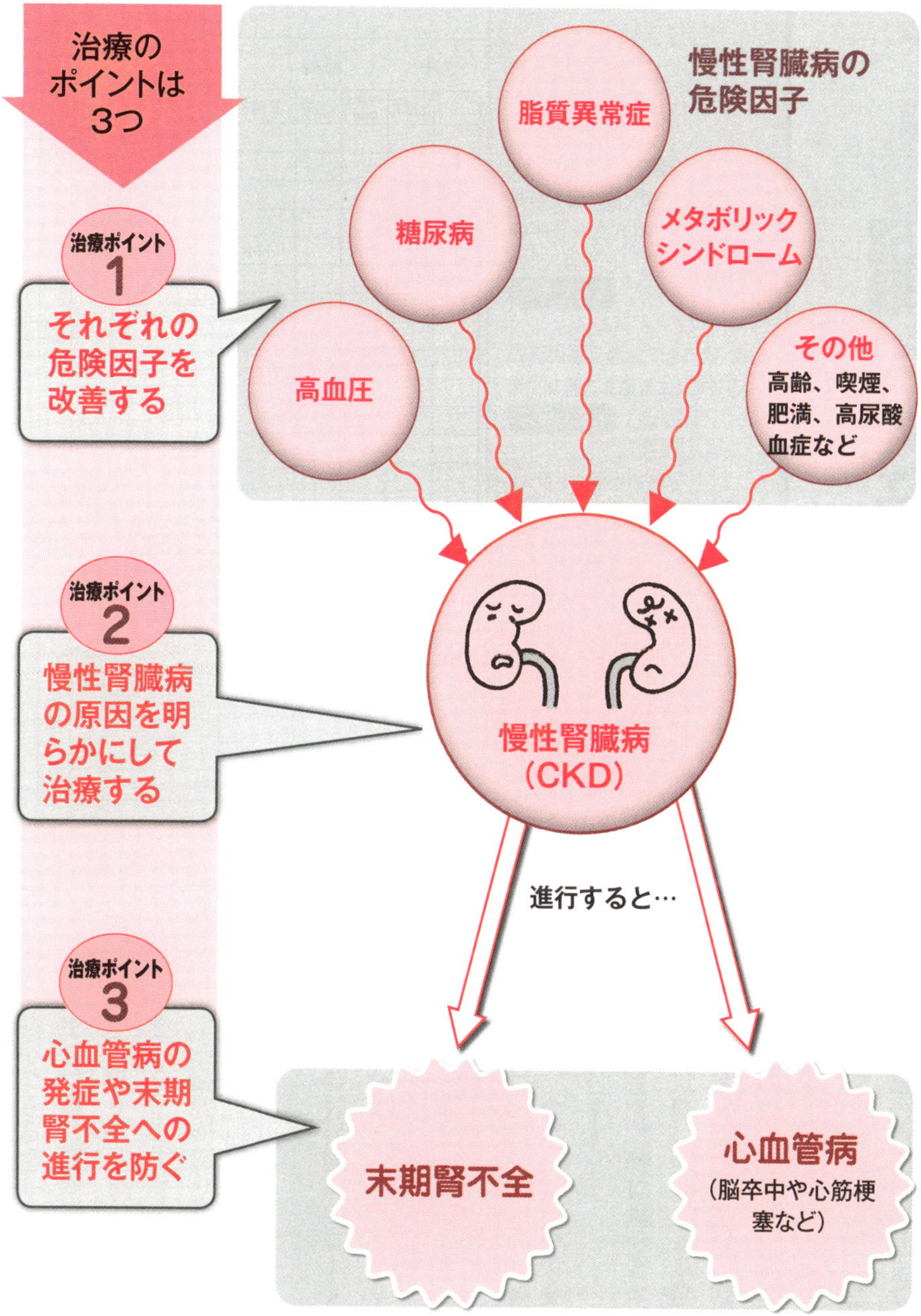

腎臓病には高血圧や糖尿病が密接にかかわる

慢性腎臓病はある程度進行すると回復は困難

腎臓病は、日本人に増えている病気のひとつといわれています。その多くは自覚症状がなく、いつの間にか悪化しています。

腎機能が低下する、腎臓の障害（たんぱく尿や腎臓の形態異常）が3か月以上続いている場合を、慢性腎臓病（CKD）といいます。最近増えているCKDは糖尿病や高血圧、高尿酸血症、脂質異常症などの生活習慣病と関係があることがわかっています。これらの生活習慣病が増加していることが、腎臓病の患者さんの増加に大きく影響しています。

腎臓病は、身近で命にもかかわる病気だということを理解し、腎臓の悪化を防ぐためには、食事の改善や適度な運動、禁煙などをする必要があることを覚えておきましょう。

透析療法の原因に多い腎臓病とは？

また、慢性腎臓病で透析療法まで至る原因として多いものは、①糖尿病性腎症、②慢性糸球体腎炎、③腎硬化症です（透析療法導入の原因疾患の上位3つ・2012年）。

糖尿病や高血圧などの生活習慣病は、腎機能低下と悪循環の関係になりやすく、早期に原因疾患と並行した治療を行う必要があります。

腎臓病は進行のスピードや原因で分けられる

急性 ⟷ **慢性**

急性
自覚症状を伴い急激に発症する
・急性糸球体腎炎、急性腎盂《じんう》腎炎、急性腎不全など

慢性
気づかない間に徐々に悪化する
・慢性糸球体腎炎、糖尿病性腎症など。

一次性 ⟷ **二次性**

一次性
腎臓自体に何らかの原因がある
・慢性糸球体腎炎、多発性嚢胞腎など

二次性
他の病気などが原因である
・糖尿病性腎症、腎硬化症、痛風腎など

代表的な腎臓病を知っておこう①

糖尿病性腎症

○どんな病気？

糖尿病が原因で腎臓の機能が悪化する。糖尿病網膜症、糖尿病神経障害と並ぶ、糖尿病の３大合併症の１つでもある。

血液中のブドウ糖濃度が高い状態が続くことで、腎臓の血管も傷つけられる。糖尿病になってから10～20年で発症することが多い。

○治療のポイントは？

血糖値をコントロールするには、生活改善が最も効果的。合わせて薬物療法が行われる。早期発見が重要で、回復に期待できる早期腎症期・微量アルブミン尿期に血糖を適切に管理するのが理想的。

血糖コントロールの目標（成人）

目標とするHbA1c《ヘモグロビンエーワンシー》（%）	
6.0未満	血糖正常化をめざす場合
7.0未満	合併症予防のための目標
8.0未満	治療強化が困難な場合

腎硬化症

○どんな病気？

高血圧によって腎臓の糸球体に強い圧力がかかり、腎機能が低下する。この状態が続くと、血管の硬化が進み、腎臓は萎《い》縮《しゅく》していく。

○治療のポイントは？

血圧を下げることが基本。収縮期血圧130㎜Hg以下、拡張期血圧80㎜Hg以下をめざし、生活改善と、薬物療法を行う（たんぱく尿がある場合は、目標値がこれより厳しくなる）。高齢者ではゆっくり血圧を下げるなどの工夫が必要。

高血圧により、急激に腎機能低下が進行する悪性高血圧症では、入院治療が必要となる。

高血圧で腎機能が落ちていく

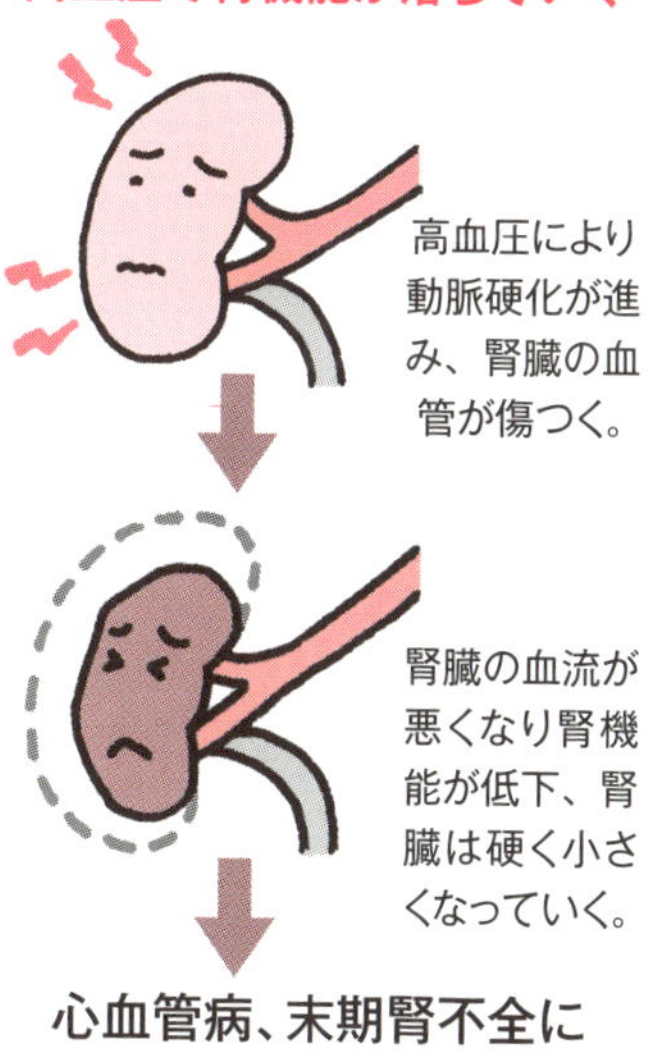
高血圧により動脈硬化が進み、腎臓の血管が傷つく。
腎臓の血流が悪くなり腎機能が低下、腎臓は硬く小さくなっていく。
心血管病、末期腎不全に

代表的な腎臓病を知っておこう②

慢性糸球体《しきゅうたい》腎炎（IgA《アイジーエー》腎症）

○どんな病気？

慢性糸球体腎炎は、IgA腎症、膜性《まくせい》腎症、微小変化型、巣状《そうじょう》糸球体硬化症などの総称。日本ではたんぱく尿が続くIgA腎症の患者が多い。

発症原因は明らかではないが、いずれも腎臓に慢性的な炎症が起きる。

○治療のポイントは？

IgA腎症では、副腎皮《ふくじんひ》質《しつ》ステロイド薬などの免疫抑制療法と血圧の管理が必要になる。

副腎皮質ステロイド薬を点滴で集中的に投与するステロイドパルス療法や、扁桃《へんとう》の摘出手術が行われることもある。

たんぱく尿が続くIgA 腎症は透析に至りやすい

診断基準

たんぱく尿や血尿が1年以上続く（確定診断には腎生検《じんせいけん》〈P118参照〉を行う）。

発症から20年を経過すると、約40%の人に透析療法が必要になる。

ネフローゼ症候群

○どんな病気？

腎臓の糸球体が障害されて、尿に多くのたんぱくがもれ、その結果血液中のたんぱくが不足することで現れる病気や症状（脂質異常やむくみなど）の総称。

○治療のポイントは？

原因を明らかにして、適切な薬物療法を行う。治療の内容により、またむくみが強い場合は、入院治療が必要になることも。

多発性囊胞腎《たはっせいのうほうじん》

○どんな病気？

左右両方の腎臓に囊胞（水分のつまった袋）がいくつもできる。囊胞に圧迫されて、腎機能が低下する。

遺伝により新生児に発症するタイプと、30〜40歳ごろに発症するタイプがある。

○治療のポイントは？

症状を抑えて、腎機能をできるだけ維持するための薬物療法を中心に行う。血圧のコントロールも重要となる。

代表的な腎臓病を知っておこう③

ループス腎炎

○どんな病気？

膠原病《こうげんびょう》の一種である、全身性エリテマトーデス（体を守るべき免疫機能が、自分の体を攻撃してしまう病気のこと。若い女性に多くみられる）が原因の病気。腎臓に炎症が起き、たんぱく尿や血尿が出る。

○治療のポイントは？

副腎皮質ステロイド薬や免疫抑制薬を併用した治療を行う。

痛風腎

○どんな病気？

高尿酸血症により尿酸値が高くなることで、尿酸が腎臓にたまって炎症が起きる。

尿に混じった尿酸が結晶化して、尿路結石になることもある。

○治療のポイントは？

尿酸値を下げるために、プリン体の多い食品をひかえるなど、生活改善が第一。食事療法で尿酸値が下がらない場合は、薬物療法も行う。必要なら結石を砕く治療も行う。

進行とともに起きる合併症

GFRが30未満あたりから、腎臓病の種類によらず、共通の合併症が現れ始める。

腎性貧血　腎臓から、赤血球をつくる、エリスロポエチンの分泌量が減って、貧血が起きやすくなる。

腎性骨《こつ》異《い》栄養《えいよう》症　腎臓によるリンの排出障害で高リン血症となり、合わせてビタミンDの活性化機能が不十分で、体内のカルシウムが不足し、正常な骨がつくれず骨が弱くなる。

尿毒症　GFRが10を切るような段階では、老廃物が体内にたまって全身にさまざまな症状が出る（左図）。透析療法や腎移植が必要。

尿毒症の症状は全身に出る

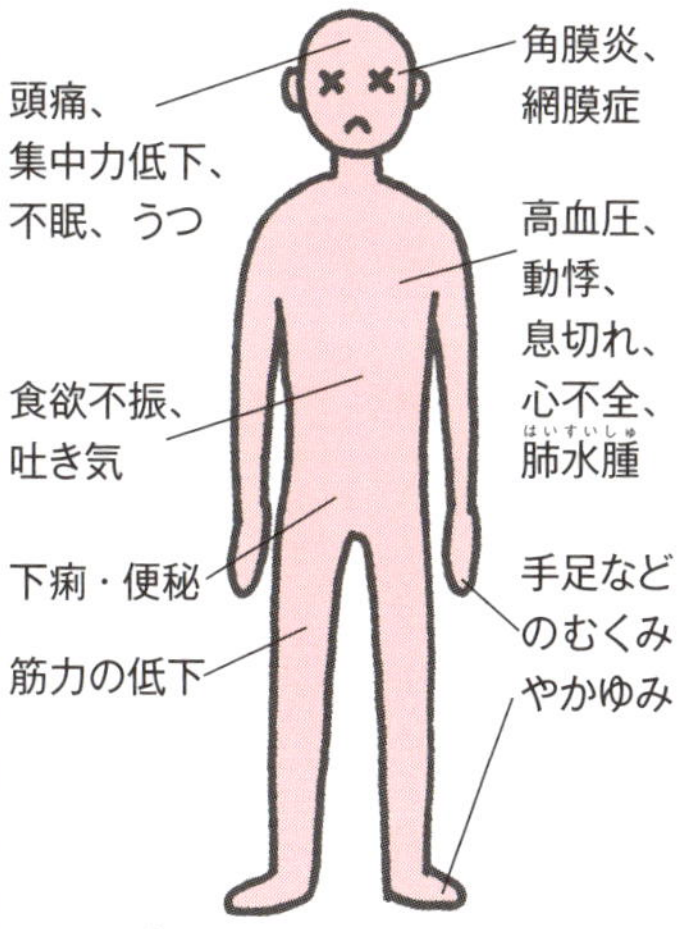
頭痛、
集中力低下、
不眠、うつ
食欲不振、
吐き気
下痢・便秘
筋力の低下
角膜炎、
網膜症
高血圧、
動悸、
息切れ、
心不全、
肺水腫《はいすいしゅ》
手足など
のむくみ
やかゆみ

いずれも例。その他にもさまざまな症状がある。

たんぱく尿が多くなったら腎臓専門医にかかる

進行の度合に応じて治療内容は変わる

慢性腎臓病は、腎機能を表す糸《し》球体《きゅうたい》ろ過量（GFR・G1〜G5）と尿たんぱくの程度（A1〜A3）を組み合わせて、重症度（進行の度合）を判定します（左ページ参照）。

この重症度の判定と原因である病気により、治療の方針が決まります。ステージG1、G2では、膠原《こうげん》病や糸球体腎炎など原因となる病気の治療が中心ですが、肥満にも注意が必要です。

ステージG3a、G3bになると、食事では塩分やたんぱく質量の調整を行うこともあります。また、この時期のたんぱく尿の程度は、将来の腎機能の悪化と関連するので、尿検査は重要です。

ステージG4、G5では、尿毒症など合併症に注意します。食事制限や薬物療法の効果が思わしくなく腎機能が悪化し、尿毒症の症状が現れた場合は、透析療法や腎移植が必要です。

たんぱく尿が多いときは腎臓専門医に診てもらう

慢性腎臓病が一定以上進行した場合、左図のタイミングで、かかりつけ医から紹介状を作成してもらい、腎臓専門医*の診療を受けることが必要です。

腎臓病マメ知識

「腎生検《じんせいけん》」を行うには入院が必要

たんぱく尿が多い、急に腎機能が低下した場合など、さらに正確な診断をするために、腎臓専門医による腎生検という検査が行われることがあります。原因となる病気や重症度の正確な判定、治療方針の決定などに役立ちます。

麻酔をして、背中から細い針を刺して腎臓の組織を採取、その組織を顕微鏡で調べます。採取時に出血があるため、念のため1週間程度の入院が必要です。

＊腎臓専門医は日本腎臓学会で認定された医師です。日本腎臓学会のホームページ（https://www.jsn.or.jp）をご確認下さい。

慢性腎臓病の重症度分類と腎臓専門医にかかるタイミング

慢性腎臓病の重症度分類

尿たんぱく区分 ／ 腎機能（ステージ）	A1 正常（0.15 g/gCr未満）	A2 軽度たんぱく尿（0.15~0.49 g/gCr）	A3 高度たんぱく尿（0.50 g/gCr以上）
糖尿病がある場合は尿アルブミンで判断	正常（30 mg/gCr未満）	微量アルブミン尿（30~299 mg/gCr）	顕性アルブミン尿（300 mg/gCr以上）
G1 正常または高値 GFR90以上		血尿＋なら腎臓専門医へ、たんぱく尿のみなら生活指導・診療継続	
G2 正常または軽度低下 GFR60～89		血尿＋なら腎臓専門医へ、たんぱく尿のみなら生活指導・診療継続	
G3a 軽度~中等度低下 GFR45～59	40歳未満は紹介、40歳以上は生活指導・診療継続		A3の場合、腎機能の数値にかかわらず、かかりつけ医に紹介状を書いてもらい、腎臓専門医にかかる。
G3b 中等度~高度低下 GFR30～44			
G4 高度低下 GFR15～29			
G5 末期腎不全 GFR15未満			

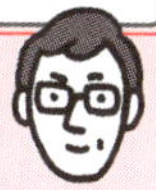

重症度分類の見方

- 腎機能（G1 ～ G5）、たんぱく尿（A1 ～ A3）の検査値を当てはめると、慢性腎臓病の重症度（進行度）がわかる。右下へ行くほど慢性腎臓病は進行している。
- 重症度により治療内容は変わる（食事については、P29参照）。　　部分に当てはまる場合、腎臓専門医にかかることが必要になる。

薬は正しく服用することが大切

原因、症状に応じて薬を使い分ける

血圧が高い場合

カルシウム拮抗《きっこう》薬

血管を緊張させるカルシウムの作用を抑え、血管を拡張させて血圧を下げる。たんぱく尿を抑えるタイプも。

副作用など ほてりやめまい、動悸など。

RAS 阻害《そがい》薬（ACE 阻害薬、ARB）

ACE阻害薬は「アンジオテンシン変換酵素阻害薬」、ARBは「アンジオテンシンⅡ受容体拮抗薬」の略。いずれも、血圧を上げる物質の働きを抑えて血圧を下げる降圧薬。たんぱく尿も抑えられる。

副作用など

脱水、めまい、動悸など。妊婦には使えない。

利尿薬

尿の量を多くして、体内の余分な塩分や水分を排出する。降圧薬と併せて使われる。慢性腎臓病では「サイアザイド系利尿薬」「ループ利尿薬」がよく使われる。

副作用など

脱水、低カリウム血症など。

腎炎・ネフローゼの場合

副腎皮質《ふくじんひしつ》ステロイド薬

腎臓の炎症や免疫異常を抑える。副作用が強いため最初に多く服用し、徐々に量を減らす。

副作用など 糖尿病の悪化、胃潰瘍など。

脂質異常症がある場合

スタチン

肝臓のコレステロール合成を抑える。

副作用など 肝機能障害など。

＊薬は上記がすべてではなく、それ以外にも使われる。

高血圧や糖尿病など原因別に薬を選ぶ

薬物療法は、食事や生活習慣の改善とともに、慢性腎臓病の治療の柱の1つです。原因となる病気の治療と症状を抑えることが目的です。

使用する薬の内容は、病状や進行度により異なります。高血圧がある場合なら、血圧コントロールのための降圧薬が処方されます。尿を増やして塩分や水分の排出を促す利尿薬が使われることもあります。

薬を飲んでいれば、腎臓病が改善するわけではありません。降圧薬を飲んでいても、塩分の多い食事を続けていれば血圧は下がらないでしょ

慢性腎臓病による症状を抑える

貧血がある場合（腎性貧血）

赤血球造血刺激因子製剤（ESA）

→ 赤血球を増やす。

高カリウム血症がある場合
（血液中のカリウム濃度が高い）

陽イオン交換樹脂

→ 過剰なカリウムを排出する。

高リン血症がある場合
（血液中のリン濃度が高い）

リン吸着薬

→ リンの体内への吸収を抑える。

骨粗しょう症など、骨の代謝異常がある場合

活性型ビタミン D 製剤

→ 活性型ビタミンDの不足を補う。

糖尿病がある場合

DPP4 阻害薬

インスリンの分泌をうながす。

副作用など めまい、低血糖など。

SGLT2 阻害薬

腎臓においてブドウ糖の再吸収を抑制する。

副作用など 脱水症状など。

GLP-1 アナログ

インスリンの分泌をうながし、食事摂取量を抑える。

副作用など 低血糖など。

α-グルコシダーゼ阻害薬

食後のブドウ糖吸収を遅らせるための経口薬。

副作用など 便秘、膨満感など。

インスリン製剤

不足するインスリンを注射で補う。すぐに作用が現れるものと、ゆっくり作用が現れる2タイプがある。

副作用など 低血糖など。

！ 薬は正しく飲む

- □ **決められた用法・用量を守る**
  効き目がないからと量を増やしたり、調子がよいからとやめたりしない。
- □ **飲み忘れたときの対処を医師に確認しておく**
  まとめ飲みは避ける。
- □ **薬の副作用を知る**
  副作用を医師に聞き、体調の変化に気を配る。
- □ **他の薬との飲み合わせに注意**
  他の病気の薬、市販薬、サプリメントなどの併用は、事前に医師に相談する。

う。薬の服用と食事や生活の改善は、並行して行わなければ、あまり効果はありません。

進行とともに、どうしても薬は増えがちです。また、腎臓は薬の排出も行うため、腎機能の低下に伴い、使用量や種類を変更する必要も出てきます。

薬の飲み方は医師の指示にしたがい、必ず守りましょう。

透析は「腎臓の代役」を果たす

透析導入は計画的に行う

慢性腎臓病がステージＧ５に至り、体内の老廃物を排出できなくなると、腎臓の働きを代行する治療（腎代替《だいたい》療法）が必要となります。

透析療法または腎移植という選択肢があります（腎移植についてはＰ126参照）。透析療法には、血液透析と腹膜透析という２つの方法があります。

ＧＦＲ８未満が導入の目安ですが、ＧＦＲ15を切った場合には、医師や家族と相談しながら、計画的に透析療法の準備を始めたほうがよいでしょう。

自分に合った方法を選ぶことができる

血液透析は、体外の「ダイアライザ」という装置に血液を循環させてきれいにする方法です。週に３回、医療機関へ行き、４〜５時間程度かけて行います。

腹膜透析は、自分の内臓を覆っている腹膜を使って血液をきれいにする方法です。透析液の交換は自分で行うため、通院は月１〜２回程度ですみます。ただし、徐々に腹膜の機能が落ちるため、５〜８年程度で血液透析などに切り替えが必要です。

その他、腹膜透析と血液透析を併用する方法もあります。

腎臓病マメ知識

血液透析は自宅で行うこともできる

医療機関から透析機器を借りて、家庭で血液透析を行う「在宅血液透析」という方法もあります。通院という制約がなくなり、自分の都合に合わせて透析ができます。

ただし、血管に針を刺す手順などを、すべて自分でしなければなりません。家族などの介助者も必要です。機器の設置工事代や維持費用は自己負担となります。こうしたことから、実施には十分な検討が必要です。

血液透析と腹膜透析のメリット、デメリット

血液透析

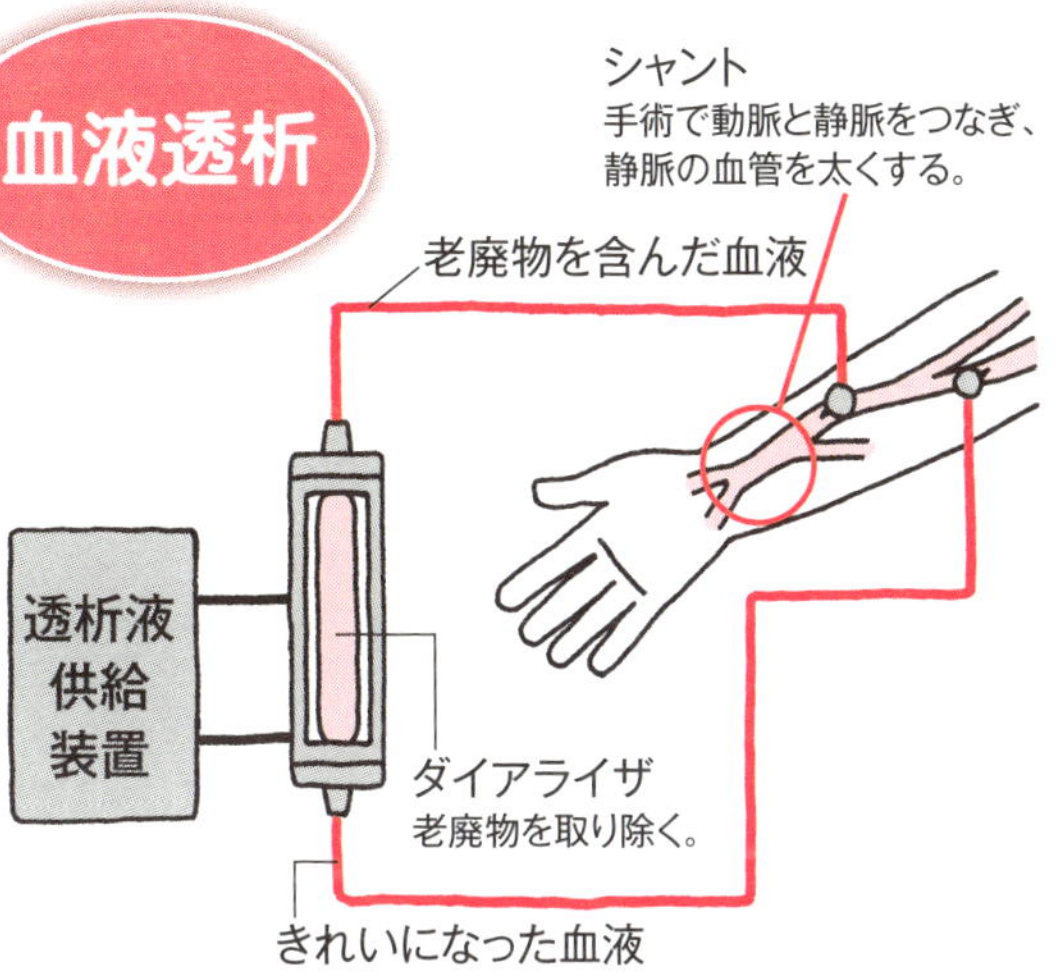

腕の血管から体外のダイアライザという装置へ血液を送り、老廃物などを取り除いて血管に戻す。

メリット

●末期腎不全治療で最も普及しており、技術が確立している。

デメリット

●週に3回、医療機関で透析を受ける必要があり（4～5時間程度）、生活の制約が大きい。

●食事や水分摂取などの制限が多い。

腹膜透析

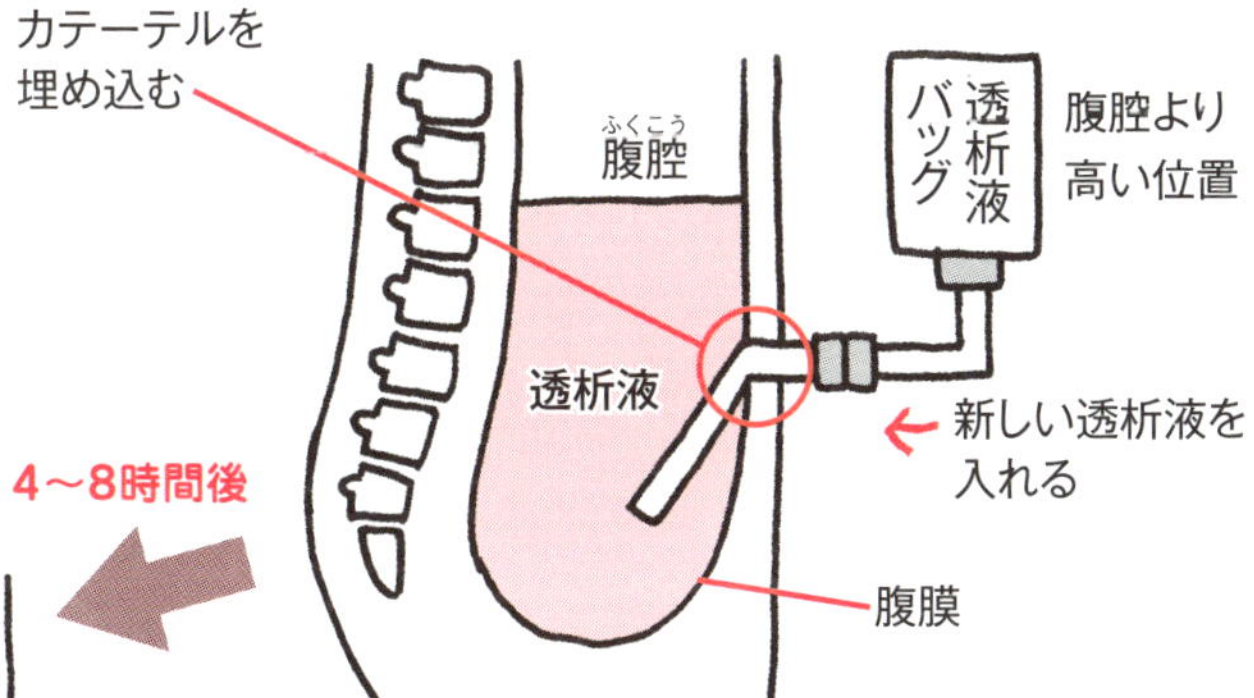

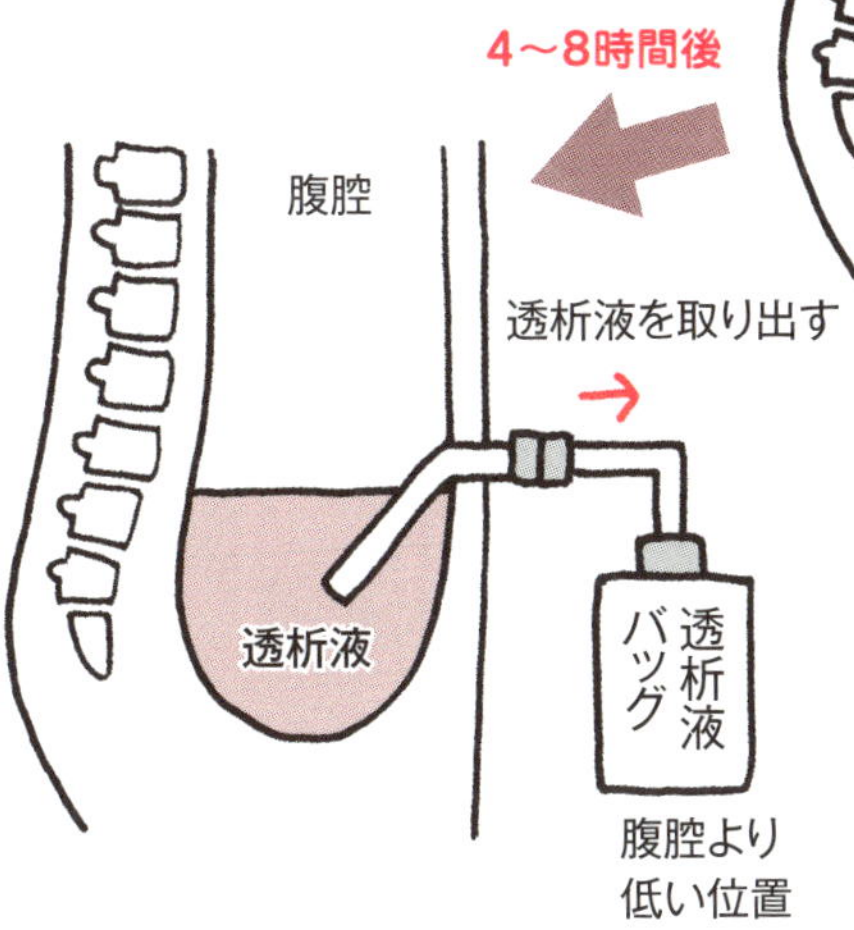

内臓を覆う腹膜内（腹腔）に透析液を入れ、腹膜を通して老廃物を透析液に移動させる。

メリット

●自宅で行えるため、血液透析にくらべて生活の制約が小さい。通院回数も少なくてすむ。

デメリット

●長期的には、血液透析へ移行が必要になる。

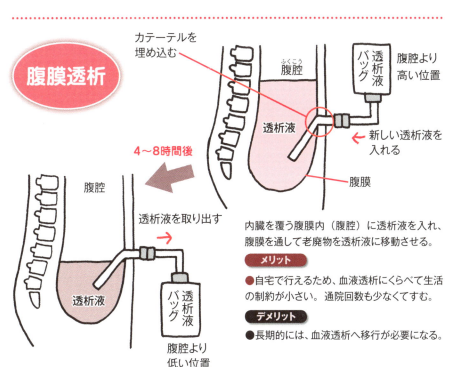

透析治療と並行して食事療法も欠かせない

透析中も食事や生活には注意が必要

透析療法の開始は、治療への不安などから先延ばしがちだが、必要となったとき、適切なタイミングで開始できるよう、事前に準備をしておくと、その後の経過は良好に推移しやすい。

透析療法の開始

腎機能（GFR）が15以下に低下したら、透析療法か腎移植かを検討する

血液透析か腹膜透析を選ぶ

医師から治療の詳しい説明を受け、透析の方法を選択する（腎移植選択の場合→P126参照）。

- 血液透析なら、シャントをつくる手術を行う。
- 腹膜透析なら、カテーテルを挿入する手術を行う。

不安は相談する

透析療法や腎移植が必要といわれると、落ち込んだり悩んだりする人も多い。医師などに正直な気持ちを相談し、治療と向き合う。

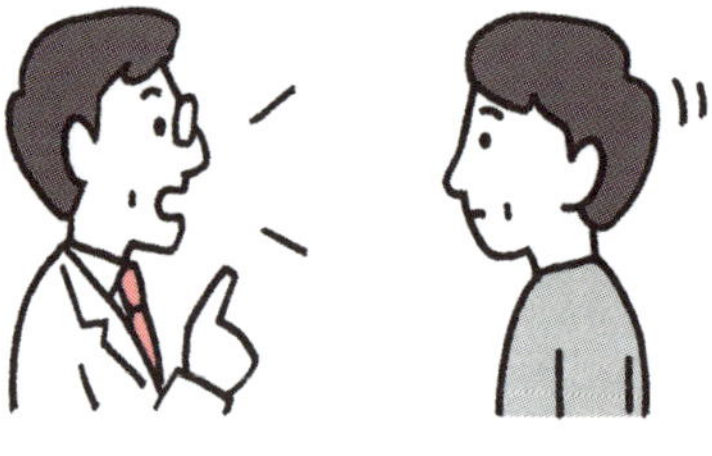

透析を始めた後も適正体重を維持する

透析療法により、腎機能が元通りになるわけではありません。長く続けるには、医師の指導を受けながら、食事療法を続け、正しく生活を管理していく必要があります。

水分のとりすぎは心臓などに悪影響を及ぼすため、透析間の体重はドライウエイト（適正体重）の＋《プラス》5％以内に抑えるよう心がけます。

シャントの衛生管理は、感染症予防のためにも欠かせません。

合併症のおそれがあるため、脈拍の乱れやめまいなど、合併症のサインを見逃さないようにしましょう。

ドライウエイトを守る

透析療法では尿の量が減り、体内の水分量が多くなりがち。飲水などの水分調整を行い、血液透析の場合、透析間の体重増加はドライウエイト*の＋5%以内を保つ。

*体に対する心臓の大きさの割合などから計算した適正体重。

血液透析では、引き続き食事に注意

食事は、引き続き次のような点に気をつける。

●塩分の摂取量をひかえる（1日6g未満）。

●リンやカリウムをひかえる（カリウムは1日2000mg以下）。

●十分なたんぱく質、エネルギー量を確保する（摂取エネルギー量は、標準体重1kg当たり1日30~35kcal）。

腹膜透析なら5~8年後、血液透析に移行

透析療法では次のような合併症に注意

●血圧の低下

体内の水分を取り除くため、血圧が下がりやすい。

●感染症

抵抗力の低下から、かぜなどにかかりやすい。

●体のかゆみ

尿毒素や薬の影響、皮膚の乾燥などによる。

●手根管《しゅこんかん》症候群

手の指（小指以外）にしびれや痛みが出る。

●貧血

尿毒素の影響による。動悸、息切れ、めまいなど。

●骨の異常

骨がもろくなり、骨折しやすくなる。

シャントをきちんと管理する

血液透析ではシャントを長持ちさせるため、シャントのある腕で重いものを持たない、腕時計などで圧迫しないなどの注意を（血圧測定も反対側の腕で）。また、シャント部分は清潔を心がけ、かいたりしないこと。

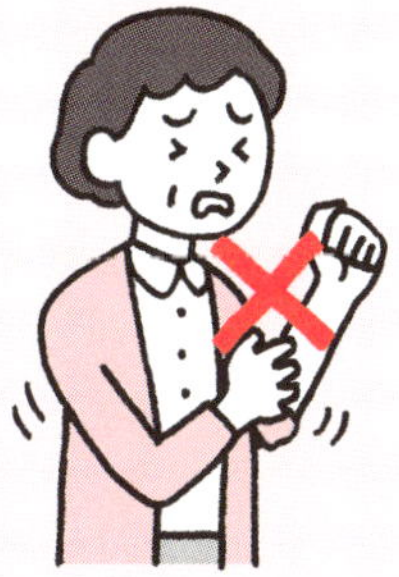

腎臓病マメ知識

透析の経済的負担には、さまざまな補助がある

透析療法には、年約500万円の医療費がかかるといわれます。ただし、さまざまな医療費助成制度が整備されています。

加入している健康保険や後期高齢者医療制度から「特定疾病療養受療証」の交付を受ければ、自己負担は月1万～2万円程度に抑えられます。

市区町村役場に申請すれば、身体障害者手帳が交付され、社会福祉サービスのほか、医療費の補助が受けられる場合もあります。詳しくは、加入している健康保険や市区町村の窓口に問い合わせてみてください。

日本で行われている腎移植の成績は良好

健康な人に近い生活が可能になる

　腎臓病を根本的に治療できる唯一の方法が、健康な腎臓を提供してもらって移植する腎移植です。

　成功すれば、健康な人に近い生活が可能になります。透析療法にくらべて、生活の制限は圧倒的に少なくなります。

　日本の腎移植の件数は、欧米にくらべてまだ少ないのですが、5年生着率（移植後、腎臓が5年以上機能した人の割合）は約90％です。

　なお、他人の腎臓を移植するため、移植後は拒絶反応を防ぐ免疫抑制薬を飲み続ける必要があります。

新しい腎臓を手術で移植する

腎移植の準備をする

●以下のような条件を満たすことを確認する
- 手術に耐えられる体力がある。
- 結核、肺炎、肝炎などの感染症がない。
- 悪性腫瘍《しゅよう》（がん）など重い病気がない。

●ドナーを探す
- 生体腎移植は、日本では、親族（6親等以内の血族、配偶者と3親等以内の姻族《いんぞく》）に限定される。
- 死体腎移植を希望する場合、日本臓器移植ネットワークに登録する。

▼

移植手術を行う

●ドナー（腎摘出手術を行う）から提供された腎臓を移植する
- 元の腎臓は残すことが多い。
- 手術にかかる時間は平均3～4時間程度。数週間（内視鏡手術の場合）で退院できる。

▼

移植後の生活

●健康な人に近い生活が可能になる
- 拒絶反応への対策として免疫抑制薬を飲み続ける。
- 暴飲暴食は避け、規則正しい生活を心がける。
- 定期的に医師のチェックを受ける。
- 移植した腎臓がうまく機能しない場合、透析療法に戻ることができる。

●監修

山縣邦弘（やまがた　くにひろ）

筑波大学医学医療系腎臓内科学教授。

1959年生まれ。1984年筑波大学医学専門学群卒業。筑波大学内科、日立総合病院腎臓内科主任医長、オレゴン大学、筑波大学助教授、筑波大学大学院人間総合科学研究科助教授などを経て、2006年より現職。専門は腎臓病。

●食事監修（P28～83）

石川祐一（いしかわ　ゆういち）

茨城キリスト教大学生活科学部食物健康科学科教授。管理栄養士。

1962年生まれ。1985年東京農業大学農学部栄養学科卒業。2014年同大学農学研究科環境共生学専攻修了。博士（環境共生学）。常磐大学人間科学部健康栄養学科非常勤講師、茨城キリスト教大学看護学部看護学科非常勤講師、食品会社研究開発部、個人病院管理栄養士、日立製作所日立総合病院栄養科科長などを経て現職。

参考資料

『CKD診療ガイド2012』日本腎臓学会 編（東京医学社）
『コメディカルのためのCKD（慢性腎臓病）療養指導マニュアル』山縣邦弘 編集（南江堂）
『NHKここが聞きたい！名医にQ　腎臓病のベストアンサー』槇野博史／木村健二郎／山縣邦弘 監修（主婦と生活社）
『NHKきょうの健康　腎臓病の食事術』山縣邦弘／石川祐一監修（主婦と生活社）
『別冊NHKきょうの健康 慢性腎臓病（CKD）』富野康日己 総監修（NHK出版）
『明解！あなたの処方箋　最新版 本気で治したい人の腎臓病』富野康日己 監修（学研パブリッシング）
『名医の図解　腎臓病に克つ生活読本』富野康日己 著（主婦と生活社）

健康図解
最新版 今すぐできる! 腎機能 守る!効く! 40のルール

2019年5月28日 第1刷発行
2019年7月8日 第2刷発行

発行人 鈴木昌子
編集人 滝口勝弘
企画編集 泊 久代
発行所 株式会社 学研プラス
〒141-8415 東京都品川区西五反田2-11-8
印刷所 中央精版印刷株式会社

この本に関する各種お問い合わせ先

●本の内容については TEL 03-6431-1516（編集部直通）
●在庫については TEL 03-6431-1250（販売部直通）
●不良品（落丁、乱丁）については TEL 0570-000577
学研業務センター 〒354-0045 埼玉県入間郡三芳町上富 279-1
●上記以外のお問い合わせは TEL 03-6431-1002（学研お客様センター）

staff
装丁・本文デザイン バラスタジオ
本文イラスト いたばしともこ
校正 ペーパーハウス
写真協力 佐藤幸稔
編集協力 山崎正巳、武田央代
オフィス201（長谷川大寛、小形みちよ）